ÉTUDE CLINIQUE ET EXPÉRIMENTALE

SUR LA

PÉRICARDITE URÉMIQUE

PAR

P. KERAVAL,
Docteur en médecine de la Faculté de Paris.

PARIS
V. ADRIEN DELAHAYE et Cie, LIBRAIRES-ÉDITEURS
PLACE DE L'ÉCOLE-DE-MÉDECINE

1879

ETUDE CLINIQUE ET EXPÉRIMENTALE

SUR LA

PÉRICARDITE URÉMIQUE

ÉTUDE CLINIQUE ET EXPÉRIMENTALE

SUR LA

PÉRICARDITE URÉMIQUE

PAR

P. KERAVAL,
Docteur en médecine de la Faculté de Paris.

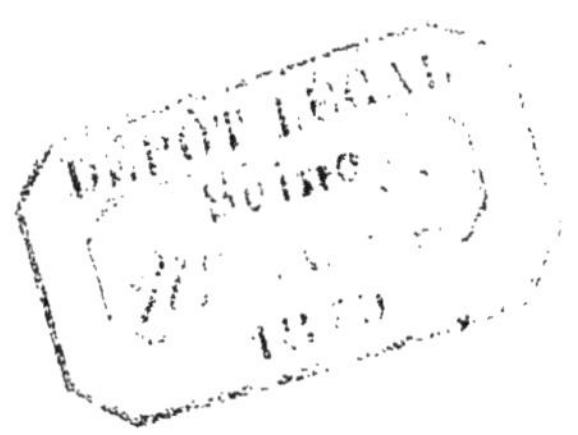

PARIS
V. ADRIEN DELAHAYE et Cie, LIBRAIRES-ÉDITEURS
PLACE DE L'ÉCOLE DE-MÉDECINE
1879

ÉTUDE CLINIQUE ET EXPÉRIMENTALE

SUR LA

PÉRICARDITE URÉMIQUE

INTRODUCTION.

Rattacher la péricardite, que l'on observe parfois à la suite du mal de Bright, à l'état général engendré par cette affection chez l'individu qui en est atteint et déterminer d'une façon générale que la lésion du péricarde, qui se produit consécutivement à l'altération avancée de reins, provient des conditions nouvelles dans lesquelles l'organisme est placé, tel est le but de cette étude.

Elle serait restée bien certainement à l'état embryonnaire au point de vue clinique sans les conseils de notre maître M. le docteur Lancereaux, professeur agrégé à la Faculté de Paris, qui a bien voulu nous indiquer le but à poursuivre. Une partie de nos observations proviennent de son service à l'hôpital Saint-Antoine. Qu'il nous permette de le remercier de ses conseils et de sa bienveillance.

C'est à M. le professeur Vulpian que nous devons d'avoir

pu entreprendre la partie expérimentale de ce travail. Aidé de ses avis, nous avons pu travailler dans le laboratoire de Pathologie expérimentale de ce maître éminent. Qu'il veuille bien accepter ici le témoignage de notre respectueuse gratitude.

M. le docteur Bochefontaine, directeur-adjoint du laboratoire, n'a pas hésité à nous prêter le concours de toute son expérience en matière d'opérations physiologiques, c'est grace à lui que nous avons pu observer les phénomènes dérivés de l'expérimentation sur les animaux. Nous prions ce physiologiste distingué de recevoir l'assurance de toute notre reconnaissance.

Enfin nous terminerons cette courte courte introduction en remerciant publiquement MM. Remy, chef du laboratoire de la Charité ; Merklen, Bazy, Marchand, internes des hôpitaux de Paris, ainsi que M. le docteur Dupont, pour toutes les notes qu'ils nous ont communiquées sur notre demande.

EXPOSITION DU SUJET.

L'idée de rattacher la péricardite aux lésions rénales n'est pas nouvelle. Elle date de Bright. En effet Bright, Christison, Grégory ont tous mentionné cette maladie comme complication des diverses affections rénales : mais c'est plutôt comme une simple coïncidence que la péricardite est regardée par ces auteurs. Il faut venir à M. Rayer en 1841 pour trouver un chapitre entier consacré à la relation qui, selon ce maître éminent, peut exister entre la péricardite et la maladie de Bright. Les auteurs modernes n'ont fait qu'effleurer ce sujet, on trouve bien par ci par là quelques lignes soit sur la statistique, soit sur la gravité de la péricardite qui survient dans de telles conditions, mais nulle part nous n'avons remarqué de chapitre particulier sur la péricardite en elle-même. Les inflammations secondaires ont cependant pris place dans tous les traités, et plusieurs mémoires ont été faits sur ce sujet. En première ligne et par ordre de date, je nommerai celui de M. G. Taylor qui étudie spécialement la féquence de la péricardite dans le rhumatisme, et le mal de Bright (Médico-Chirurgical Transaction, Londres 1845), le mémoire des Archives générales de médecine et de chirurgie sur les péricardites secondaires de M. Leudet (1862). Nulle part la caractéristique de la péricardite brightitique n'a été cherchée dans l'invariabilité de la lésion, son mode d'évolution constant (je ne parle que des cas pris sur le fait, ses conséquences en rapport avec la gravité de la période du mal de Bright à laquelle elle survient.

C'est donc un type morbide que nous essayons de constituer, témérité bien grande en raison de ces difficultés qu'on éprouve à démêler les effets des causes en pathologie, et de l'incompétence que nous pouvons avoir, eu égard à notre faible expérience, en matière d'observation clinique.

Je diviserai mon sujet en deux parties :

Dans la première, j'examinerai le plus brièvement possible les grands points qui découlent de la série des observations par lesquelles je commencerai l'étude de la question ; ce sera la partie clinique.

Dans la seconde, j'exposerai des expériences qui m'autorisent à conclure au rejet de certaines considérations pathogéniques écrites partout au courant de la plume, l'idée emportant le fait, je l'appellerai partie expérimentale.

PREMIÈRE PARTIE

ETUDE CLINIQUE DE LA PÉRICARDITE URÉMIQUE.

I.

OBSERVATIONS.

Les observations de néphrites diverses, d'altérations variées du rein sont nombreuses dans la science : nombreux sont les cas d'urémie consécutive à la cessation de fonction des deux organes rénaux et en général à l'arrêt de la sécrétion urinaire. Mais quand on songe à toutes les causes d'erreur qui dans le sujet particulier que nous traitons peuvent se présenter, on comprendra pourquoi nous ne puissions présenter qu'un petit nombre de faits. Pour être certain en effet que la péricardite s'est développée toujours dans les mêmes conditions, autant que possible, il faut éliminer de cette étude toutes les causes de péricardites, autres que le mal de Bright ou toute autre lésion rénale à sa période urémique. Dans les causes mêmes attribuées par certains auteurs à la maladie de Bright, il importe de faire un choix, l'alcoolisme par exemple pouvant être également une cause de péricardite latente. C'est faute de ce soin probablement, croyons-nous, que la statistique de M. G. Taylor, ainsi que je le mentionnerai plus loin, nous présente comme péricardites brightiques une foule de lésions du péricarde dont la variété n'est pas spécifiée et dont les conditions d'apparition n'ont pas été observées spécialement, j'allais dire spécifiquement. Quand on songe que M. le professeur Rayer au milieu du grand nombre de faits classés, choisis avec un soin méticuleux, juge à propos de ne nous donner qu'une seule observation de péricardite comme manifestement consécutive à l'insuffisance rénale, on comprendra qu'appréciant la nature des causes de notre mieux, nous n'osions présenter que les quelques observations qui suivent. Que sont-elles dans les quantités considérables de faits accumulés ? Peu de chose évidemment, et c'est peut être cette rareté des cas d'inflammation du péricarde dûment attribué à l'urémie, sur laquelle peut être basée la principale objection à notre travail.

Certe tous les urémiques ne sont pas atteints de péricardite : il y a donc probablement des conditions spéciales, productrices de la lésion. Ces conditions ne sont pas exactement connues. L'évolution anatomique et clinique, laisse évidemment à disérer. Mais est-ce-à-dire pour cela qu'on ne soit pas en droit de lier en faisceau des divers caractères des lésions et symptômes et des les grouper autour de conditions déterminées ! C'est ce que j'essaie de faire.

Observation 1 (Rayer. Bright).

Cette observation est la XVe de Bright (p. 65). M. le professeur Rayer (Traité des maladies des reins, vol. I, p, 287 (1841), la considère ainsi que les suivantes, comme évidemment due à l'affection renale parce que, dit-il, les lésions du cœur sont trop légères pour rendre compte du développement de la péricardite qui est certainement plus récente que l'affection rénale.

Péricardite consécutive probablement une néphrite interstitielle de celle que l'on dit mixte à cause de l'altération consécutive des épithéliums (nécropsie).

La péricardite avait été latente. Le malade auquel on demandait journellement s'il souffrait avait constamment répondu non. On trouve 4 onces de sérosité limpide dans le péricarde : les surfaces viscérales et pariétales sont tout à fait couvertes par une couche fibrineuse rugueuse ayant l'aspect d'une ruche dont les alvéoles sont séparées par des crêtes.

Rein gauche gros, de couleur jaunâtre, pâle et complètement désorganisé. Peu granuleux, mais on y trouve des taches d'un jaune plus opaque que les autres parties du rein.

Rein droit déformé : sa membrane fibreuse est très-épaisse et tellement adhérente qu'il est très-difficile de la détacher de l'organe dont la surface offre des éminences plus pâles que les autres portions du rein.

Obs. II (Rayer. Bright).

Péricardite consécutive à une néphrite interstitielle calculeuse.
C'est le cas XXIII de Bright, p. 62, rapporté par M. Rayer (loco citato).

Les altérations organiques du cœur concomitantes de la péricardite étaient peu prononcées : le cœur et ses parois sont épaissies, colonnes charnues, dures, épaisses. Valvules saines, aorte large.

Quantité de sérosité péricardique plus abondante que normalement. Tissu cellulaire sous-séreux près de la pointe infiltrée de sérosité. Les deux feuillets du péricarde sont entièrement couvertes d'une légère couche de matière coagulable facile à détacher. Altération des deux reins, leur substance corticale est affectée en entier de dégénérescence granuleuse à un faible degré. On trouve deux cents graviers dans le bassinet du rein droit (grains de millet).

Obs. III (Rayer. Gregory).

C'est l'observation V rapportée par Grégory dans : On diseased satte ofthe Kidney connected during life with albuminous urine (vol. XXXVI, p. 962. Journal des médecins et chirurgiens d'Edimbourg. Rapportée par M. Rayer (loco citato).

Péricardite consécutive à une néphrite caséeuse.

Reins plus petits, plus durs que normalement. La surface en est pâle, on y trouve des veines variqueuses. Substance corticale dure pâle, granuleuse. La partie tubuleuse est désorganisée par le dépôt d'une matière jaune semblable à de la matière tuberculeuse.

Le péricarde adhère légèrement au cœur. Plusieurs onces de liquide et de lymphe sur les oreillettes et les ventricules.

Le ventricule gauche est très-épaissi, sa cavité est élargie. Quelques retrécissements de l'origine de l'aorte.

Obs. IV.

C'est la XXVIII du livre de M. Rayer. Elle lui parait offrir tous les caractères de certitude en rapport avec la notion de cause à effet.

Néphrite albumineuse chronique (aspect mamelonnné et granulations). Hydropisie. Péricardite secondaire latente mais récente (absence de bruits morbides à la région du cœur).

Marguerite Richard, couturière, âgée de 48 ans, entre à la Charité le 22 février 1836. Taille moyenne : constitution affaiblie, elle dit n'avoir jamais été malade.

Il y a trois mois s'est montré un anasarque généralisé (les bras et la figure étaient généralement atteints) : il disparaît pour revenir il y a un mois.

Cette femme n'est à Paris que depuis huit mois, elle habite dans une chambre au cinquième ; la porte de cette habitation ferme mal, les carreaux y sont brisés. C'est ainsi qu'elle a passé tout l'hiver sans feu.

Teint jaune pâle, la peau présente partout cette décoloration. Œdème plus marqué aux membres inférieurs. Ascite.

A la partie antérieure de la jambe gauche, près le pied, la peau présente un point gangréneux (pièce de 5 francs).

Râles muqueux en arrière de la poitrine, autant à la base du poumon gauche. Poul petit fréquent 108, régulier.

Bruits du cœur forts, sans irrégularité ni bruit morbide. (A l'autopsie péricardite aiguë.)

Pas d'appétit : diarrhée depuis 2 jours (2 selles liquides). Elle avait aussi le dévoiement lors de son premier séjour à l'hôpital.

Le foie ne dépasse pas le rebord des fausses côtes. N'a jamais eu de jaunisse.

Douleur aux lombes : cependant la pression sur les reins n'est pas douloureuse. Jamais elle n'a uriné de sang. Jamais rétention complète ou passagère d'urine, seulement diminution de la quantité.

L'urine traitée par l'acide azotique et la chaleur fournit une quantité remarquable d'albumine. Faible densité 1013. (Saignée de 3 palettes).

Le lendemain 24. P. petit 84. Une seule miction en 24 h. et en tout 2 onces d'urine. Pas de symptômes généraux encore très-alarmants.

Le 25. 12 onces d'urine, bien qu'elle eût bu 2 litres de tisane (1 gr. de scille, 20 sangsues sur la région des reins).

Le 26. Les piqûres des sangsues ont bien donné. Faiblesse extrême. Vomissements. Diarrhée. Miction involontaire. P. très-petit.

Le 28. Anurie. Refus de boire. Prostration survenue rapidement. Selles augmentent.

Le 29. Agonie. Mort.

Autopsie 36 h. après la mort. Pâleur et infiltration des tissus.

Tête. — Anémie. Pâleur de la substance cérébrale. Le centre ovale complètement blanc. Pas de sérosité dans les ventricules. Humidification et bonne consistance de la substance. Glande thyroïde doublée de volume. A la coupe tissu hétérogène mou : il contient de petits kystes d'où s'échappent des matières semblables à de la gomme, de la gelée de pomme ou de groseilles.

Poitrine. — Poumon gauche contient peu de nombreuses et anciennes adhérences de la plèvre costale et diaphragmatique, le tissu pulmonaire engorgé ne surnage plus, mais sa consistance est conservée : on le déchire difficilement à la coupe. Quantité notable de sérosité. Les bronches remplies de mucosités sont d'un rose pâle. Quelques ganglions bronchiques pleins de matité crétacée environnée d'une substance ramollie.

Poumon droit : mêmes lésions sans adhérences pleurales. Les deux feuillets du péricarde sont épaissis, couverts de fausses membranes blanches, minces et réunies à la pointe du cœur (la péricardite est évidemment très-récente). Les fausses membranes sont plus molles et fortement injectées de sang (pendant la vie aucun signe de péricardite.

Cœur de volume ordinaire. Oreillettes très-pâles. Pas d'altération valvulaire, cependant la valvule auriculo-ventriculaire gauche présente quelques points cartilagineux, du reste elle est suffisante.

Abdomen. — 2 pintes d'un liquide roussâtre dans la cavité péritonéale, intestins pâles.

L'estomac présente à l'intérieur un piqueté rouge noir très-abondant : sa muqueuse a bonne consistance. Intestins grêles généralement pâles ; en quelques points seulement rougeur lie de vin intense ni follicules développés d'une manière anormale ni plaques altérées, ni altération. Rougeur également très-prononcée dans le cæcum et le gros intestin.

Foie très-petit et dur, couleur de son tissu, assez semblable à celle de la bile, jaune foncé. Vésicule biliaire volumineuse.

Utérus et rate à l'état sain. La tuique fibreuse des reins est plus adhérente dans les organes qu'à l'état sain. Les reins augmentés de volume surtout dans le sens antéro-postérieur, sont arrondis et bombés au lieu d'être plats. Leur poids est doublé. La surface en est irrégulière et mamelonnée ; elle offre des arborisations rouges disséminées sur les parties corticales jaunâtre (abricot). Partout ailleurs sur cette substance devenue jaune, se montrent de petits points d'un blanc mat, arrondis ou souvent virgulés. Plusieurs de ces petits points blancs sont en plaques ou en petits groupes, les uns forment des traînées, les autres sont irrégulièrement triangulaires. A la loupe, les plaques paraissent évidemment formées par la réunion de granulations blanches. A la coupe, la substance corticale paraît bien plus développée qu'à l'état sain, elle comprime la substance tubuleuse qu'elle a envahie et déformée, tubuli écartés les uns des autres, irrégulièrement déformés : leur couleur d'un blanc mat est assez semblable à celle du cartilage, elle ressort davantage sur la coloration jaune de la substance corticale gonflée. Volume et épaisseur normaux des parois de la vessie. Pas traces de cystite.

Obs. V (personnelle).

Néphrite interstitielle; dégénérescence kystique des reins; péricardite (nécropsie seule).

La nommée Cous... (Dèsirée) domestique, célibataire est âgée de 52 ans. Elle entre mourante le 28 juillet 1878 et est placée au n° 6 de la salle Sainte-Adélaïde de l'hôpital Saint-Antoine, service de M. Lancereaux. Comme elle succombe presque immédiatement après son entrée, aucune note clinique ne peut être prise sur elle ; nous ne pouvons donc que relater les détails de son autopsie.

Péricarde.— Il contient un demi-verre environ d'un liquide légèrement trouble dans lequel nagent quelques fausses membranes.

La surface du cœur est d'ailleurs recouverte de fausses membranes qui lui donnent un aspect villeux.

L'endocarde n'offre à noter aucune altération.

Le myocarde n'est pas sensiblement altéré.

Le cœur n'est d'ailleurs que légèrement hypertrophié : cette augmentation de volume porte sur le cœur gauche seulement.

Caillot fibrineux dans le cœur droit.

Les méninges sont saines mais injectées sur les parties latérales du cerveau.

Un peu de liquide légèrement coloré dans les ventricules latéraux Injection manifeste du corps calleux dans sa moitié antérieure. La partie antérieure des corps optostiés, également injectée.

Le bulbe est sain.

Absence d'adhérences pleurales.

Les ganglions bronchiques sont sains.

Poumons œdematiés dans les parties déclives.

Bronches saines.

Aorte normale.

L'estomac est dilaté : il présente des plaques d'injection, un mucus épais couvre sa surface.

La vessie est pleine d'une urine épaisse et rougeâtre, très-albumineuse. On y trouve aussi un petit caillot sanguin. L'ovaire gauche est le siége d'un petit kyste qui a son point de départ dans une des vésicules de de Graaf.

Péritoine normal.

Foie normal présente dans sa profondeur un kyste séreux du volume d'un œuf de pigeon. La vésicule biliaire est revenue sur elle-même.

Reins volumineux : le droit pèse 1350 grammes, le gauche 1180 grammes. Leur surface est recouverte d'éminences kystiques, les unes jaunâtres et transparentes, les autres pressées et ramassées comme les graines d'une grappe de raisin, le volume de ces kystes varie depuis celui d'un pois à celui d'un œuf de poule.

A la coupe on constate la disparition complète de la substance corticale ; l'organe est donc converti en une foule nombreuse de cavités de volumes variables ; ces cavités sont remplies d'un liquide ayant l'aspect de l'urine, elles sont séparées entre elles par des travées de tissus fibreux jaunâtres.

Uretères longs et dilatés.

Donc lésions de l'urémie caractéristiques dans l'estomac altération complète des deux reins qu'il est intéressant de comparer avec des résultats de nos ligatures d'uretère (voir expériences V et VI de la 2me partie de ce travail).

Mais intégrité des séreuses autres que le péricarde.

Absence d'altération et du myocarde et de l'endocarde.

Voilà ce que nous tenions à mettre en relief dans cette observation ; malgré l'absence de renseignements sur l'état antérieur de cette malade, son état et l'enchaînement des lésions que nous trouvons est manifestement écrit dans ce que l'on voit ici.

Elle a eu de la péricardite et elle n'en a eu qu'après que les reins eurent presque entièrement cessé de fonctionner ; la péricardite n'est pas accompagnée d'endocardite : elle doit être caractérisée de l'épithète néomembraneuse, les quelques grammes de sérosité ne constituant qu'un épanchement insignifiant par rapport et à la physionomie de la lésion et aux conséquences cliniques qui s'y rattachent.

Obs. VI (personnelle).

Néphrite interstitielle : urémie; péricardite

Mart... (Joseph) exerce la profession de maçon. Il a 54 ans et n'a jamais eu de maladies antérieures. Il habite Paris depuis l'âge de 12 ans où il a toujours exercé sa profession; célibataire.

Depuis six mois il est tourmenté par des vertiges, ces accidents sont devenus si fréquents dans ces deux derniers mois, qu'il a dû suspendre son travail. A la même époque ont apparu vomissements, anorexie, perte des forces.

Il avait d'ailleurs remarqué avant ce dernier laps de temps que ses mictions étaient devenues plus fréquentes et moins abondantes; par exemple, la nuit, il était forcé de se relever une dizaine de fois pour uriner. Depuis que les vomissements se sont montrés les urines diminuent. Au moment présent il n'urine que trois ou quatre fois par jour, autant par nuit. Il y a quelques jours après une longue marche est survenu un œdème des jambes qui a persisté jusqu'à ce jour.

Il entre le 20 juillet 1878 à l'hôpital Saint-Antoine, service de M. Lancereaux, salle Saint-Antoine, n° 11.

Ses traits sont grandement altérés, face terreuse, selles régulières.

Urines albumineuses. D. = 1012.

Cephalalgie intense. (Régime lacté, lavement purgatif.)

24 juillet. 2 lavements purgatifs administrés hier lui ont amené quelques selles. Néanmoins vomissements très-fréquents et très-pénibles : rejet de matières aqueuses renfermant des mucosités et quelques débris alimentaires. Œdème de la moitié inférieure des jambes. Foie très-douloureux à la pression, cet organe descend jusqu'à là ligne ombilicale. On entend quelques râles sous-crépi-

tants très-fins aux deux bases pulmonaires en arrière de la poitrine. Rien au cœur à l'auscultation. Un peu de dilatation stomacale (percussion). Urines albumineuses. D = 1014. T. 36,8. Le soir, la T. 37,8. (Tartre stibié en lavage 10 centigrammes.)

Le 25. P. 110, R. 28, T. m. 36,5, T. soir 37. Le malade a eu 4 ou 5 selles hier, ce qui n'empêche les vomissements et la céphalalgie de persister. On perçoit aujourd'hui un frottement péricardique très-marqué.

Le 26. P. 108, R. 40. T. m. 36,5. L'hyperémie du foie n'a pas varié. La langue est blanche, saburrale. Le frottement péricardique est extrêmement intense à la pointe principalement. Il s'accompagne d'un frémissement très-marqué. On entend très-distinctement le bruit de râpe très-fort en arrière au niveau de l'épine de l'omoplate gauche. Hoquets depuis ce matin. Encore 4 ou 5 selles hier, cependant vomissements.

Le 27. P. 108, R. 28.

1er août. Les vomissements qui avaient cessé hier ont repris aujourd'hui. Apparition de la diarrhée. Le frottement péricardique est moins râpeux.

Le 2. Arrêt de la diarrhée : persistance des vomissements. La céphalalgie ni la dyspnée ne s'amendent. Urines albumineuses : D = 1014.

Le 9. Arrêt de la diarrhée après l'administration d'un peu d'extrait thébaïque (5 cent.). Sommeil bon. Persistance des vomissements.

Le 10. Le malade ne pouvant supporter le lait on lui permet un peu de viande.

Le 12. Vomissements moins abondants. Pas de selles hier. Le malade étouffe, il est assis sur le bord de son lit les jambes pendantes. Les membres sont refroidis jusqu'aux genoux et aux coudes. Pouls irrégulier. Hoquet. Il n'a pas digéré de viande d'après ce qu'on nous rapporte. Ventouses sèches aux membres inférieurs. — Pot. de Todd. Café.

Le 13. Pouls irrégulier. Le refroidissement est limité aux pieds et aux mains. Une selle hier. Toujours des vomissements, environ une cuvette de matières vomies depuis hier.

Le 14. Le refroidissement des extrémités est disparu. En moyenne 1 litre d'une urine albumineuse.

Le 16. Grand abattement, somnolence, torpeur intellectuelle Le malade balbutie faiblement et inintelligiblement ses réponses. Refroidissement des mains et des jambes. Un litre et demi d'urine peu albumineuse. D — 1008. Langue sèche. P. irrégul. 108, R. 28. T. 36,5.

Le 17. Un litre d'urine.

Le 18. Un quart de litre d'urine.

Le 19. Langue large, humide. Un demi-litre d'urine. Un violent point de côté se montre à droite ; à la base de ce côté matité et diminution des vibrations vocales : résistance au doigt à la percussion, et à l'auscultation absence de murmure vésiculaire.

Le 20. Le malade n'a pas uriné depuis hier matin. Abattement, plaintes, dyspnée intense. Pas de vomissements, pas de selles, pas de phénomènes convulsifs. Le soir, la dyspnée augmente, une injection hypodermique de morphine produit un peu de calme.

Le 21. A quatre heures du matin, il meurt dans le coma.

Autopsie. — Epanchement citrin peu abondant dans les deux plèvres.

Poumon droit. Hépatisation du lobe inférieur, fermeté du parenchyme altéré qui est légèrement granuleux à la surface de coupe.

Poumon gauche. Emphysème. Œdème de la base.

Les bronches contiennent un liquide lie de vin.

Péricarde. — La cavité contient environ une cuillerée à dessert d'un liquide citrin qui renferme de l'urée. La quantité d'urée appréciée par l'analyse est de 9 grammes par litre ; comme nous n'avons en somme que 10 à 12 grammes de sérosité, cette quantité contient 9 centigrammes d'urée environ. Les deux feuillets adhèrent par de fausses membranes organisées qui présentent l'aspect de deux tartines de beurre accolées que l'on détacherait l'une de l'autre. Injection du péricarde et quelques points ecchymotiques.

Myocarde un peu jaunâtre.

Rein gauche très-fortement hypertrophié ; le ventricule est dilaté ; la paroi ventriculaire a près de 3 centimètres d'épaisseur. Valvules sigmoïdes normales ; sur la mitrale une petite saillie ; léger retrait à son niveau.

Le cœur pèse 580 grammes.

Le nerf phrénique gauche, appliqué sur le péricarde enflammé, participe lui-même à l'inflammation ; elle se traduit par la rougeur du nerf. Les pneumogastriques paraissent intacts.

Foie normal, un peu hyperémié.

Rate saine.

L'estomac renferme du lait à demi digéré. Plis nombreux de sa muqueuse, qui est ardoisée. Glandes saillantes dans la région pylorique.

Aorte. — Les valvules sygmoïdes sont suffisantes. Le calibre de ce vaisseau est élargi, de même que l'orifice des artères qui en émanent, surtout celui des iliaques. Les artères des membres sont flexueuses, peu épaissies ; en certains points elles sont amincies.

Reins. — Très-petits, atrophiés dans toute leur étendue, principalement au niveau de la substance corticale. Chacun d'eux pèse 90 grammes. A la limite des deux substances, et surtout à la base des pyramides, on aperçoit des vaisseaux artériels blanchâtres, en raison de l'épaississement de leurs parois. Les artères rénales sont d'ailleurs épaissies et dilatées. La surface des reins est très-légèrement granulée ; on y voit des saillies kystiques.

Intestin grêle simplement un peu injecté ; gros intestin injecté comme l'intestin grêle.

Artères cérébrales saines ; rien dans le cerveau.

C'est encore en plein état d'urémie que survient ici la péricardite, sans qu'aucune autre cause de cette inflammation puisse être invoquée. L'organisme ne porte d'ailleurs sur aucun des systèmes et organes le cachet d'alcoolisme, rhumatisme ou autre affection générale, à laquelle on puisse attribuer cette lésion. Nous en avons d'ailleurs vu le début, nous la surprenons en pleine évolution, et nous constatons que de même que dans l'observation I, elle est néomembraneuse, qu'elle n'est pas accompagnée d'endocardite. Une durée de 3 semaines au minimum bien loin d'amener la régression de l'inflammation a au contraire contribué à son aggravation, l'injection péricardique et les ecchymoses témoignant de la non-délitescence de l'irritation de cette séreuse. Enfin il est intéressant de constater une proportion d'urée contenue dans la petite quantité de liquide épanché, coïncidant à peu près mathématiquement avec la quantité que le raisonnement anatomique et physiologique nous a fait établir au chapitre II de la seconde partie de ce travail (p. 69).

Nous y disons en effet qu'un homme dont l'organisme n'éliminerait plus la quantité totale d'urée qu'il fabrique ne pourrait avoir son cœur et par suite son péricarde soumis à une plus forte proportion dans les 24 heures. Mais les vomissements et la diarrhée contribuant à éliminer l'urée, il n'est pas étonnant que cette quantité au lieu de s'ajouter à elle-même chaque jour, comme nos raisonnements trop précis l'indiquent, se borne à la quantité maxima d'une journée d'anurie, d'autant que ce malade a uriné jusqu'à sa mort à peu près (p. 19).

Nous n'insisterons plus sur les lésions gastro-intestinales.

Mais nous ferons remarquer la lésion concomitante par propagation probablement du phrénique, tandis que les pneumogastriques sont indemnes.

La lésion du péricarde a précédé de plusieurs jours la grosse lésion pulmonaire : pleuro-pneumonie constatée à l'autopsie ; les accidents aigus de ce dernier organe (côté droit) s'étant montrés le 12 août, tandis que l'intense bruit de râpe imposait le diagnostic de péricardite au moins exercé le 26 juillet. D'ailleurs la pneumonie étant à droite, l'opinion de propagation est doublement infirmée.

L'épanchement pleural est lui-même citrin sans néomembranes inflammatoires.

Obs. VII (personnelle).

Néphrite interstitielle : urémie (délire) ; endartérite ; stéatose cardiaque ; péricardite.

Buff... (Marie), âgé de 75 ans, veuf. Cet homme entre le 4 juin

1878 dans le service de M. Lancereaux, hôpital Saint-Antoine. Il est couché au n° 7 de la salle Saint-Antoine.

Voici les renseignements qu'il donne. Il n'aurait eu antérieurement aucune maladie, ni fièvre intermittente, ni syphilis. Il n'accuse que des névralgies, dont il ne peut préciser exactement le siége, et prétend n'avoir jamais commis aucune sorte d'excès. Avant le 8 mai, dit-il, il n'éprouvait qu'une certaine fatigue, lui interdisant tout effort soutenu. Ce sont des palpitations à toute dépense de force, de l'essoufflement en marchant ou en montant les escaliers, qui l'ont arrêté depuis le 8 mai. L'œdème qu'il présente aux pieds aurait débuté seulement depuis huit jours par le cou-de-pied. Jamais d'œdème palpébral. Il n'aurait non plus jamais uriné davantage qu'à présent. Légère incontinence d'urine depuis le début de sa maladie.

Etat actuel (5 juin). — Cet homme est assez robuste ; son facies est triste ; ses réponses sont lentes et incertaines ; il s'impatiente facilement. La verge, le scrotum, les pieds, les jambes, les cuisses sont fortement œdématiés. Léger œdème du dos des mains. Absence d'ascite. Pas de douleurs lombaires. Il urine un demi-litre. L'urine est fortement albumineuse. Bon état général. Appétit. Sommeil. Râles sous-crépitants et perte d'élasticité à la percussion aux deux bases. Pouls lent, faible. Souffle aux premiers temps du cœur ; son maximum est à la pointe.

20 grammes d'eau-de-vie allemande. Régime lacté.

Le 6. L'eau-de-vie n'a pas eu d'effet purgatif. Quantité d'urine dans les vingt-quatre heures, 500 gr. D = 1010.

Le 7. La répétition du drastique a procuré plusieurs selles. 1 litre d'urine albumineuse. L'œdème et la congestion pulmonaire ont diminué.

Le 11. L'œdème reste stationnaire, cessant de diminuer définitivement. Cette nuit, agitation, délire. Urine 1 litre et demi. D. = 1008. Sa teinte est rouge foncé ; elle est albumineuse.

20 grammes d'eau-de-vie allemande.

Le 12. Diminution considérable de l'œdème, surtout à la verge. Quantité d'urine, 1 litre.

Le 13. 2 litres d'urine.

Le 14. Id.

Le 15. Id. Œdème des paupières. Affaiblissement. Prostration. L'état général est mauvais.

Les 16, 17, 18. 2 litres et demi d'urine.

Le 19. 3 litres d'une densité de 1006.

Le 21. L'état général va en s'affaiblissant. Obtusion notable de la vue et de l'ouïe. Un peu de céphalalgie. Parfois gêne respiratoire. Râles de congestion pulmonaire en arrière des deux côtés. Les phénomènes stéthoscopiques du côté du cœur n'ont pas changé. Le pouls, petit et faible, se sent à peine ; ses ondulations sont trop peu intenses pour soulever le ressort du sphygmographe. Langue saburrale, pâteuse, humide, légèrement noirâtre sur les bords. L'œdème des membres supérieurs diminue. 4 litres d'urine blanche claire, albumineuse. D. = 1010. Régime lacté.

3 juillet. L'œdème a presque totalement disparu sous l'influence du régime lacté et des purgatifs. 1 litre d'urine environ ; le malade en rend involontairement.

Le 10. 1 litre et demi d'urine albumineuse. D. = 1010. Mauvais état général.

Pendant les mois de juillet et août, le malade est un peu amélioré. L'urine est plus abondante. L'œdème ne reparaît pas. L'appétit et le sommeil sont revenus. Mais il est affecté d'évacuations involontaires d'urine et de matières fécales. En même temps délire d'action, gestes obscènes. Agitation nocturne. Le facies est bien hébété, mais il comprend cependant les questions auxquelles il répond assez bien. Affaiblissement de la mémoire. Continuelle somnolence.

Tel est l'état qui persiste jusqu'au 5 septembre, époque à laquelle la réparation des salles oblige à transporter le malade dans un autre service.

Le 5 octobre, notre malade revient dans la salle. Son état général a de plus en plus empiré. Délire. Somnolence. Evacuations involontaires.

Mort le 7 octobre.

A l'autopsie, voici en peu de mots ce que l'on trouve : artères athéromateuses ; cette altération porte sur tout le système ; les parois des vaisseaux sont calcifiés. Hypertrophie du cœur ; la fibre musculaire de cet organe est en dégénérescence graisseuse.

L'aorte est dilatée au niveau de la crosse ; ses parois sont en partie calcifiées. On y trouve un caillot (*post mortem*).

Les valvules mitrales et aortiques sont suffisantes ; les sigmoïdes sont cependant calcifiées.

Péricardite sèche. Elle existe sous forme de néomembranes appliquées sur le feuillet pariétal, et également en nombre sur le feuillet viscéral de la séreuse; les frottements exercés par ces deux couches opposées de fausses membranes l'une sur l'autre, sous l'influence de la systole cardiaque, ont déterminé des inégalités ou fines rainures; ce gaufrage fin ressemble assez à la langue d'un ch at, ouplutôt au dessin résultant de la séparation brusque de deux tartines de confitures qu'on aurait légèrement frottées auparavant l'une sur l'autre. Il existe un peu de liquide épanché dans la cavité, et deux ou trois caillots fibrineux.

Foie. — De volume normal, un peu hyperémié.

Rate. — Normale.

Reins. — Légèrement diminué de volume. La capsule leur est adhérente; elle ne s'enlève qu'avec difficulté, laissant à nu la substance corticale dure et diminuée de quantité.

Poumons. — Le gauche adhère dans toute son étendue; il est atteint de pneumonie à la période de suppuration. Le droit est congestionné.

Cerveau. — Les artères de l'encéphale sont athéromateuses par places; on y observe des plaques graisseuses. Méninges transparentes. Corpuscules de Pacchioni abondants. Légère opalinité de ces membranes à la convexité. Pas de fausses membranes. Le cerveau lui-même est de volume normal. Il est sain; pas de ramollissement.

Mêmes réflexions que dans l'observation précédente,

Cette péricardite évidemment sèche date de trois mois, et telle est sa ténacité que ses lésions loin d'avoir rétrogradé offrent encore l'état d'aciné d'inflammation néomembraneuse. L'état des lésions pulmonaires du côté gauche semble indiquer que celles-ci sont postérieures aux lésions péricardiaques: pour nous, elles remonteraient à trois semaines, un mois environ; à coup sûr elles n'existaient pas le jour de la constatation d'une lésion cardiaque: on ne trouvait que de la double congestion pulmonaire, et si elles eussent existé, depuis cette époque une vomique n'eût pas manqué d'éliminer la portion de poumon nécrosé. Que si d'ailleurs la péricardite était consécutive à la pneumonie suppurée, en vertu de la loi de spécificité cette péricardite serait comme sa lésion engendrante purulente.

C'est enfin en pleine période d'urémie que s'est montrée la péricardite, ses symptômes cliniques ont été fort peu accusés.

Les autres lésions sont à mettre sur le compte de l'âge avancé du malade.

L'observation suivante tirée des notes de M. Lancereaux est un exemple de péricardite à son début. On ne saurait l'attribuer qu'à l'état urémique intense à la fin duquel elle est survenue, précisément à cause de sa péroide de début. La malade n'ayant d'ailleurs eu aucune maladie antérieure et ne présentant que des lésions rénales on doit à notre avis considérer sa péricardite comme liée à l'urémie.

Obs. VIII.

Néphrite interstitielle de cause vasculaire ; lésions artérielles séniles ; urémie convulsive ; péricardite au début.

H... (Virginie), âgée de 54 ans, exerçant la profession de blanchisseuse, entre le 26 juin 1875 à l'hôpital de Lourcine, dans le service de M. Lancereaux, salle Saint-Clément.

Cette femme raconte qu'elle n'a eu aucune maladie antérieure, sauf d'anciennes migraines. Elle a été réglée à 12 ans, et a toujours eu une menstruation régulière. N'a eu qu'un enfant qui serait mort de fièvre cérébrale.

De violents maux de tête ont apparu depuis quatre mois et n'ont pas cessé depuis cette époque ; ils présentent cependant des paroyxsmes pendant lesquels se manifestent de temps à autre des vomissements.

En même temps que la céphalalgie, œdème très-marqué du membre supérieur droit, peu considérable aux deux pieds; le tout accompagné d'une constipation opiniâtre et d'amaigrissement.

A la même époque, troubles de la vue.

Etat actuel. — Cette personne est vieillie; ses joues présentent un mince réseau capillaire d'injection. Peau moite, un peu chaude. Absence d'œdème. Rien aux poumons. Depuis longtemps, palpitations survenant au moindre effort; pas de bruit de souffle au cœur. Pouls dur et fréquent. Artères flexueuses et indurées, paraissant dilatées. Pituites le matin; de temps à autre vomissements. Alternatives de constipation et de diarrhée; la diarrhée dans ces derniers jours ne s'est pas montrée. Elle est très-agitée et est obligée de demeurer assise sur son lit, parce qu'elle a une céphalée très-intense qui augmente dans le décubitus dorsal. Cette céphalée dure depuis trois jours. Réponses de la malade brusques et impolies, toujours tardives et monosyllabiques. La céphalée est continue, mais elle présente des paroxysmes. Affaissement général des forces, amaigrissement médiocre. Pupilles égales. Pas de paralysie, sensibilité normale.

Urines claires, contiennent un grand nombre de cellules épithéliales irrégulières (vésicales) et quelques cylindres granuleux. Grande quantité d'albumine se colorant en rose par action de l'acide nitrique.

Le 27. Deux lavements purgatifs n'ont produit aucun résultat. On trouve la malade couchée sur le côté droit, ayant l'air de souffrir beaucoup Deux gouttes d'huile de croton.

Le 28. Pas de selles; vomissements jaunâtres tachant les draps. nsomnie. Même lenteur, même brièveté des réponses. — Tartre stibié en lavage.

Le 29. Pas de selles. Vomissements jaunâtres assez abondants. Aphalée moins intense; malade plus calme. Elle n'a rendu que 800 grammes d'urine dans les vingt-quatre heures. — Lavement des peintres.

Le 30. Evacuations abondantes dans la nuit. La céphalée a diminué.

1er juillet. Matité à la base droite; absence de murmure vésiculaire; légère égophonie; pas de point de côté. — Chiendent et bicarbonate de soude.

Le 2. Même état. 30 gr. d'huile de ricin. Langue plus sèche et rouge : les papilles se dessinent nettement.

Le 3. P. 84, R. 36. Langue sèche; agitation la nuit; on a dû l'attacher. Elle est étendue sur son lit agitant les bras et poussant des plaintes. T. 36.

Le 4. Langue sèche et noirâtre. Plaintes continuelles; la malade répond en bredouillant. Elle a été agitée toute la nuit; elle demande constamment qu'on lui donne de l'air et à boire. Pouls petit, fréquent, dépressible. Quand elle boit, elle avale de travers.

Le 6. Même état. La matité s'est un peu plus étendue en arrière; déglutition facile; pupilles égales, un peu rétréciés. Peut se tenir assise pendant quelque temps. T. 36,8.

Le 8. Vers 1 heure de l'après-midi, la malade a eu hier une première attaque d'éclampsie qui a duré environ dix minutes. Coma consécutif. Ce matin, à 7 h., seconde attaque. A 8 h. 1/2, troisième attaque. A 10 h., nous la trouvons étendue sur le dos, la bouche béante, la langue sèche, la face couverte d'une sueur perlée, les paupières fermées, les pupilles contractées. Les bras et les mains sont rouges, chauds, humides; les pieds sont, au contraire, froids. Respiration du type intercostale supérieure. P. 48, il est intermittent. T. vaginale 40,6. Elle est prise une heure et demie après la dernière attaque d'éclampsie.

Mort à 5 heures du soir, dans une dernière attaque d'éclampsie.

Autopsie le 10 juillet, à 10 heures

Cerveau. — Plaques jaunâtres sur le tronc basilaire et les artères cérébrales postérieures; les sylviennes, les cérébrales antérieures sont aussi altérées.

Le cervelet n'est pas altéré à sa surface; une incision médiane permet de découvrir dans cet organe, à la base des circonvolutions et dans la substance blanche voisine, plusieurs petits anévrysmes disséminés.

Dans la protubérance, il semble qu'il y ait aussi de petits anévrysmes. Petite tumeur dans le ventricule latéral gauche au niveau du corps strié, du volume d'un gros grain de millet; elle est blanche, très-dure.

A la surface des circonvolutions, du côté gauche, on n'aperçoit pas d'anévrysmes. Au-dessous du corps genouillé interne, au-dessus et en avant de la bandelette optique, à sa racine, existe un anévrysme saillant. Un autre se montre dans le voisinage, à la partie postérieure de la couche optique. Dans l'hémisphère droit, autre anévrysme dans le sillon de la circonvolution marginale, vers la partie moyenne. Deux autres petits anévrysmes dans le corps strié, au niveau du noyau extra-ventriculaire, un peu en avant du point où se fait l'hémorrhagie cérébrale.

Rien aux méninges.

Poumons. — Environ un demi-verre de liquide séro-sanguinolent louche dans chaque plèvre. Pas de traces de fausses membranes sur les poumons, qui sont fortement pigmentés et légèrement œdématiés, un peu revenus sur eux-mêmes. Le péricarde ne contient pas de liquide ; quelques fausses membranes récentes sur le cœur. Le cœur a la forme d'un cœur de bœuf, le ventricule gauche étant allongé et notablement hypertrophié (2 cent. d'épaisseur environ). Valvules normales, excepté quelques plaques graisseuses sur la mitrale. Artères coronaires dilatées, augmentées du double ; plaques jaunes non saillantes sur leurs parois. Ventricule droit à peu près normal, un peu élargi. La paroi n'est pas hypertrophiée ; valvules normales. Aorte dilatée, peu altérée dans sa première portion (ascendante). Plaques athéromateuses, légèrement saillantes dans toute la portion descendante. Artères iliaques et fémorales dilatées, variqueuses, flexueuses, doublées de volume. Les artères des membres supérieurs sont également sinueuses, allongées, dilatées, et cependant, leurs parois ne sont pas manifestement altérées. Larges plaques d'endartérite disséminées, allongées dans le sens du vaisseau.

Foie. — De volume normal, assez ferme, sans altération sensible. Quelques taches jaunes (graisse).

Rate. — Petite et pigmentée.

Utérus. — Contient quatre ou cinq corps fibreux dont deux ont le volume d'un marron; un troisième est pédiculé (pédicule mince), faisant saillie dans la cavité péritonéale ; les autres font saillie dans la cavité utérine.

Estomac et intestins sains.

Reins. — Diminués au moins de la moitié de leur volume. Uretères sains. Artères large non altérées. La surface de ces organes est légèrement grenue et pigmentée, semée de taches noires qui sont vraisemblablement de petits anévrysmes.

Œil. — A droite, petite taches hémorrhagiques au pourtour de la papille du nerf optique ; la papille est opaline, saillante, comme œdématiée ; les vaisseaux ne sont pas apparents à la surface. A gauche également, taches ecchymotiques au pourtour de la papille ; ces taches sont petites et foncées. La papille est moins saillante qu'à droite ; ses bords sont tout à fait diffus ; on n'aperçoit pas de vaisseaux. La gaîne du nerf optique paraît épaissie. Absence complète d'œdème ; quelques ecchymoses cutanées. Les côtes se tranchent très-facilement au couteau, ainsi que les vertèbres. L'articulation métatarso-phalangienne du gros orteil gauche présente un point blanc incrusté dans la cavité de la première phalange, dû probablement à la présence d'urate de soude. Le genou gauche et le droit présentent de l'usure du cartilage, mais sans traces de dépôt uratique.

Obs. IX (personnelle).

Néphrite interstitielle; péricardite au début; hémorrhagies centrales anciennes.

Riv... (Mathurin), âgé de 50 ans, entré le 25 mai 1878 à l'hôpital Saint-Antoine, service de M. Lancereaux.

Il est couché au n° 16 de la salle des hommes. Voici ce qu'il raconte : A diverses reprises, il a été atteint de paralysie. En 1850, une hémiplégie droite incomplète accompagnée de paralysie faciale du même côté et d'aphasie complète se déclare ; elle persiste pendant un mois, au bout duquel le malade peut prononcer quelques mots ; un an après, cependant, la facilité d'expression n'était pas entièrement revenue.

Il y a deux ans, nouvelle attaque d'hémiplégie du même côté : celle-ci disparut rapidement.

Enfin le malade accuse depuis six mois des palpitations. Les mictions sont fréquentes depuis deux à trois mois. Il se relève la nuit et est obligé de vider son vase, qu'il remplit toujours.

La veille de son entrée a été gêné par une oppression consécutive à des douleurs dorsales qu'il éprouvait depuis quelque temps déjà.

28 mai. Forte oppression. Le malade est assis sur son lit, le corps penché en avant. Sa connaissance est entière, mais il est impossible d'obtenir des renseignements, à cause de la difficulté qu'il

éprouve à s'exprimer. Il n'a rendu que quelques grammes d'urine depuis 24 heures. L'urine est normale d'aspect, mais excessivement albumineuse. Densité 1012. Absence d'œdème. Léger refroidissement des orteils. T. axill. 36,7. Râles nombreux dans la poitrine, s'opposant à la perception des bruits du cœur. Constipation. — Large vésicatoire entre les deux épaules. Lavement purgatif. Régime lacté.

Le 29. Oppression moins vive; moins de râles; dépression extrême. L'anurie persiste. Pouls filiforme et régulier 104. R. 44. T. 36,8. Le refroidissement a envahi les jambes et les avant-bras. Le lavement purgatif d'hier n'ayant amené qu'une légère selle, on prescrit tartre stibié (10 cent.) en lavage et un lavement purgatif.

Le 30. Le malade se sent mieux. P. 104, très-faible mais régulier, R. 36, T. 36,2. L'oppression a diminué ; le patient peut se coucher sur le dos. Incontinence d'urine; persistance du refroidissement dans les mêmes régions ; peu de râles dans la poitrine : on peut ausculter le cœur, qui présente un souffle sec, très-localisé à la pointe. Une selle hier.

Le 31. Agonie ; refroidissement des membres. Facies vultueux, bouffi, inondé d'une sueur froide. Pouls imperceptible. Battements cardiaques faibles et irréguliers ; respiration inégale, stertoreuse. Mort un quart d'heure après cet examen.

Autopsie 24 heures après la mort.

Cœur volumineux, hypertrophié, surtout le ventricule gauche qui est dilaté. La valvule mitrale mesure 122 millim., la paroi au niveau de la base épaissie de 00,38. Le cœur droit est légèrement dilaté. Valvules saines; quelques fausses membranes récentes à la surface du cœur; quelques végétations fibreuses sur les colonnes charnues de la pointe du ventricule gauche. Plusieurs plaques blanc jaunâtre sclérosées à la coupe du myocarde. Orifice aortique suffisant, il mesure 8 cent. A la naissance de l'aorte, un peu d'endartérite; elle est bien plus accusée sur l'aorte thoracique et abdominale, dont la paroi interne est recouverte de plaques jaunâtres très-accusées qui rendent cette face très-rugueuse.

Adhérences pleurales récentes, excepté à la base gauche, où la plèvre acquiert un épaississement d'environ 0,001. Un peu d'épanchement fibrineux à droite.

Bronches vivement injectées, remplies par un liquide spumeux, roussâtre, très-abondant. Simple engouement sans congestion. Rétractions cicatricielles aux deux sommets, pas de tubercules.

Rate volumineuse, très-fortement congestionnée ; elle crie à la coupe.

Foie un peu gros, congestionné, présentant à la coupe quelques tractus blancs sclérosés.

Pancréas très-induré, congestionné au niveau de sa tête.

Reins un peu diminués de volume, se décortiquant difficilement ; leur surface est irrégulière, granuleuse, jaune rougeâtre. A la coupe, amincissement considérable de la substance corticale très-anémiée ; on voit sur la surface de coupe des orifices artériels, en assez grande quantité dans la substance corticale.

Les artères rénales, prises dès leur origine, sont du reste très-athéromateuses ; leur calibre est notablement rétréci, et, dans les fins canaux intramédullaires qu'il est possible de suivre, on trouve un épaississement considérable de la membrane interne. Quelques kystes à la surface et dans l'intérieur.

Vessie saine ; interstices congestionnés.

Le cerveau se décortique très-facilement. Pas traces d'injection ou de ramollissement à la surface des circonvolutions. Quelques petits foyers hémorrhagiques anciens de la grosseur d'une tête d'épingle ; un, du volume d'un pépin, un autre de la grosseur d'un noyau de prune ; ils sont disséminés dans le noyau extra-ventriculaire du corps strié du côté droit.

A gauche, aux endroits correspondants, foyer hémorrhagique ancien, rempli d'une matière ocreuse, du volume d'une amande ; il commence un peu en arrière du pied de la 3e circonvolution frontale. Muqueuse stomacale villeuse, très-injectée, enduite de mucus visqueux.

Comme dans l'observation précédente, lésions artérielles disséminées de cause sénile ; péricardite au début de son évolution sans autres causes appréciables que l'urémie manifeste.

Obs. X (due à l'obligeance de M. Marchand, interne).

Néphrite interstitielle; péricardite.

B... (Emile), âgé de 32 ans, est admis le 6 novembre 1878 dans le service de M. Brouardel, à l'hôpital Saint-Antoine, salle Saint-Augustin, lit 29.

Ses antécédents présentent à noter les faits suivants :

Syphilis en 1867 : il a été soigné, et guéri de ses accidents; dysentérie en Cochinchine, 1875. Diarrhée depuis trois ans qui revient sous forme de crises intermittentes, mais n'a jamais eu d'accidents saturnins. Il ajoute qu'en 1871 il a eu des ulcères aux jambes : il n'y a pas de varices ; la cicatrisation est caractéristique des lésions syphilitiques. Depuis six semaines seulement il s'est aperçu que ses forces diminuaient ; il avait peine à travailler.

Insomnie. Toux, inappétence, perte des forces.

Jamais il n'a eu de douleurs lombaires, si ce n'est pendant un jour. L'œdème des jambes que nous constatons apparaît en même temps que des maux de tête, des troubles visuels et quelques vomissements. Œdème des membres inférieurs.

On constate au cœur un léger bruit de souffle à la pointe, rien dans le poumon. Les urines sont albumineuses.

M. Brouardel constate le 8 novembre : un bruit de souffle au premier temps à la pointe ; des frottements dans le deuxième espace intercostal gauche. Foie gros congestionné, pouls régulier. Régime lacté.

Pilules avec :	Tannin	0,10	6 pilules par jour.
	Ratania	0,10	

Le 9 novembre.

Prescription :	Bromure de potassium	2 gr.	trois fois le soir
	Eau distil. de laur.-cer.	6 gr.	
	Sirop diacode	30 gr.	
	Julep gommeux	10 gr.	

Le 12, se montrent des épistaxis.

Mort le 14 novembre. Consécutive à une intense congestion pulmonaire et des épistaxis répétées. Accès de suffocation ; à l'autopsie, les reins offrent tous les caractères d'une néphrite intestitielle : ils sont petits, granuleux.

Poumon. — Congestion pulmonaire aux deux bases, quelques ecchymoses sous-pleurales à la base ; tous les morceaux de poumons examinés surnagent l'eau.

Cœur. — Il existe une péricardite à son septième ou huitième jour constituée par des fausses membranes encore isolables, peu consistantes sur les feuillets viscéral et pariétal du péricarde. Des petits tractus celluleux vont de l'un à l'autre de ces feuillets. On ne trouve pas dans ces produits néoformés de foyers hémorrhagiques ; ils sont glutineux, pour ainsi dire. Les deux feuillets de la séreuse adhèrent entre eux ; on observe ce fait quand après les avoir appliqués l'un sur l'autre on les sépare ensuite.

Valvules cardiaques saines, bien qu'il existe un léger épaississement de la valvule mitrale. Le cœur n'est pas hypertrophié. Tels sont les organes altérés.

Cette péricardite est un peu plus avancée que dans l'observation V, elle indique manifestement les degrés intermédiaires de cette inflammation survenue comme dans les cas précédents aux derniers jours de la période brightique et n'ayant aucun des caractères des lésions syphilitiques, il y a pour nous dans sa production un rapport de cause à effet,

OBS. XI (tirée du Traité des maladies des reins de Rosenstein, 1874, p. 171).

Néphrite interstitielle ; pleurésie ; péricardite.

F... âgé de 49 ans, fut admis dans mon service le 12 avril, présentant des signes de pleurésie gauche. A la percussion, en effet, on constate de la matité dans toute la portion inférieure du thorax du côté gauche : en ces points le murmure vésiculaire est à peine perceptible ; au-dessus de cette limite, souffle bronchique.

Emission sanguine locale et infusion de digitale (40 centig.), associée à du tartrate de potasse (32 gr.).

Cette médication amène une diurèse plus abondante (15 avril). On ne constate pas d'albumine dans les urines.

24 avril Décroissance de la pleurésie : il persiste néanmoins

une légère submatité qui s'étend à partir de la quatrième côte jusqu'à 2 centimètres au-dessus de l'omoplate. L'angoisse respiratoire et la toux s'amendent.

16 mai, grande faiblesse, anémie profonde, pouls très-faible, 100. Matité complète occupant tout l'espace compris entre la septième côte et la partie inférieure du thorax : cette partie de la poitrine est saillante, les espaces intercostaux sont agrandis, le murmure respiratoire est absent. Latéralement matité et absence de murmure vésiculaire s'étendant du creux axillaire à la base, à la partie antérieure de la poitrine. Cette matité commence à droite, à la cinquième côte ; à ce niveau, à peine de respiration, quelques râles. A gauche, sa limite est la cinquième côte.

9 juin. Pour la première fois, œdème préputial. Urine rare, très-albumineuse, qui persiste jusqu'au 19 décembre.

19 décembre. — A cet état s'ajoute une ascite modérée, un léger œdème des pieds. L'épanchement pleural persiste, bien qu'un peu diminué. Bientôt l'œdème préputial fait des progrès, ainsi que l'œdème des extrémités inférieures. Le scrotum s'œdématie à son tour. Urine jaune diminuée de quantité, en même temps qu'elle devient épaisse et sédimenteuse. Réaction acide. Le sédiment urinaire plusieurs fois examiné renfermait des cylindres, pâles à l'extérieur, et présentant à la périphérie des cellules épithéliales en voie de dégénérescence graisseuse. Les modifications de l'urine ont été notées depuis le 20 janvier jusqu'au 15 février. Elles se résument de la façon suivante :

	Quantité.	*Densité.*	*Urée en quantité.*
	1600	1011	0,60
	900	1020	
	1500	1014	
26 janv.	1900	1009	
5 févr.	820	1021	
10 févr.	600	1023	
15 févr.	720	1024	0,35 l'hydropisie progresse.

Enfin, dans les 3 derniers jours qui précèdent la mort arrivée le 23 mars, la quantité d'urée éliminée monte à 1 gramme, pour s'abaisser le dernier jour à 7,2.

Teinte cadavérique. — Les cuisses présentent des cicatrices d'ulcérations anciennes. Rigidité très-faible ; boîte crânienne peu épaisse, dure-mère faiblement adhérente. Méninges injectées à la convexité des hémisphères, faciles à détacher. Sérosité abondante dans la cavité arachoïdienne. Pulpe cérébrale de consistance très-ferme : à la coupe pointillé sanguin abondant. Ependyme ventriculaire lisse : dans sa cavité léger épanchement séreux. Veines du corps striées turgescentes. Rien à la base du cerveau.

Cavité pleurale gauche. — Dans sa partie postéro-inférieure, sérosité jaune rougeâtre. Faibles adhérences récentes du poumon qui est fortement comprimé et anémié ; il est encore insufflable dans les parties supérieures.

Poumon droit fortement uni à la paroi thoracique par des néomembranes épaisses : on ne parvient qu'à grand'peine à l'en séparer. Les deux poumons, même dans les lobes supérieurs, sont indurés et renferment une caverne du volume d'une noix à parois lisses. Péricarde tapissé sur son feuillet pariétal de dépôts néomembraneux, le cœur est de dimension normales : sa fibre est molle, sa substance musculaire est jaunâtre. Rate augmentée de volume ; tous ses diamètres accrus : l'enveloppe est ridée, et de consistance molle. A la coupe, le parenchyme est rouge brunâtre. Les corpuscules de Malpighi font une notable saillie. Foie plus petit qu'à l'état normal. Les bords de ses deux lobes minces et tranchants. Surface légèrement grenue ; l'enveloppe séreuse est opaline en divers points. A la coupe, le parenchyme est grenu, jaune foncé Vaisseaux biliaires pleins d'une bile vert noirâtre. Reins : longueur 11 centimètres ; largeur 5 centim. ; leur surface est lisse, granuleuse en bien des points. Arborisations rouges sur fond jaunâtre ; la substance corticale est augmentée de volume ; elle est blanc jaunâtre ; la substance médullaire est vascularisée à la base, pâle inférieurement ; la muqueuse des calices et des bassinets n'est pas injectée ; celle de l'intestin grêle, sur toute l'étendue du jéjunum et notamment dans sa portion inférieure, est très-injectée : on observe en certains points des ulcérations superficielles. Il existe du catarrhe muqueux depuis le cæcum jusques et y compris l'extrémité inférieure de l'intestin.

Obs. XII (tirée des Maladies urinaires et rénales de Roberts, Manchester, 1865, cas n° 2, p. 331).

Maladie chronique de Bright consécutive à des habitudes d'intempérance; anasarque soudaine causée par l'humidité; mort à la suite de péricardite; reins contractés granuleux.

W. M..., âgé de 40 ans, ayant des habitudes d'intempérance, fut admis à Royal Infirmary le 1er mars 1858; il présente une anasarque généralisée et de l'ascite. Il avait suivi un traitement, et se croyait lui-même en bonne santé, quand il y a trois mois débutèrent les premiers signes d'enflure.

A son admission on constate de l'œdème de la face, du tronc, des extrémités, ainsi qu'une ascite considérable; sa peau est sèche; ses urines, d'un faible poids spécifique, contiennent des tubes, mais pas de sang.

Quinze jours après son séjour dans cet hôpital, ses urines devinrent de plus en plus rares; une péricardite intense se manifesta alors, et l'emporta en cinq jours. Il mourut dans le coma avec suppression des urines.

A l'autopsie on trouva des reins granuleux et extrêmement atrophiés; il ne restait presque pas de substance corticale. Une grande abondance d'exsudat fibrineux existe dans le péricarde. Le ventricule gauche est considérablement hypertrophié, sa cavité pleine d'une couenne épaisse. Les valvules sont tout à fait saines.

L'état des organes après la mort indique que la maladie existait, en réalité, depuis bien plus longtemps que les quelques mois pendant lesquels les symptômes avaient été notés par le patient.

C'est là encore un exemple de péricardite sèche, survenant sous l'influence d'une poussée aiguë terminal dans la période d'urémie d'un mal de Bright (néphrite interstitielle) très-ancien. (Absence d'endocardite.)

Malheureusement la relation clinique et l'autopsie sont incomplètes.

Remarquons la rapidité et l'acuité de la péricardite sèche coïncidant avec une suppression de l'excrétion rénale.

Obs. XIII.

(Tirée de Guy's Hospital. The British médic. Journal, 1868, v. I).
Néphrite interstitielle goutteuse ; péricardite.

W. M...,âgé de 44 ans, homme marié, fut admis à Guy's Hospital, et soigné par le Dr Wilks du 2 avril jusqu'au 18 juin 1868.

Il était pâle et faible ; peau cireuse ; cheveux secs. Sa santé n'avait pas été bonne dans ces neuf dernières années, sujet qu'il était à des attaques périodiques de goutte. Il affirmait qu'il n'avait jamais eu l'habitude de boire. Immédiatement après son admission on lui trouva l'air obtus ; il répondait en effet avec difficulté aux questions, se plaignant de ne plus être capable de rien du tout depuis une semaine, et en outre d'une douleur fixe à travers l'abdomen. Habitus étrange ; yeux larmoyants ; langue saburrale.

P. 84. Le premier bruit du cœur est distinct.

Faible attaque de goutte, mais occupant les deux pieds. Absence d'œdème aux membres.

Ecoulement de l'uréthre ; grande difficulté de la miction. L'urine est albumineuse. D. = 1011.

Nuits sans sommeil ; il se plaint beaucoup de la soif. Quelques jours après, attaque de goutte au poignet droit. Dans la nuit du 12 il est pris de délire ; le jour suivant, son état est demi-comateux ; un frottement péricardique est perceptible, en même temps que le pouls devient rapide. Le délire reparut la nuit. Quant au frottement, le pouls s'élevant à 120, sa perception est difficile.

Le 18, après une nuit très-délirante, sans repos, avec soubresauts des tendons et trémulations, on lui trouve une chorée marquée. P. 60, tout à fait régulier. Le bruit péricardique a repris son caractère sec.

Dans la nuit il devint plus calme, s'endormit et mourut.

A l'autopsie on constate la goutte déposée dans les articulations.

Reins granulés, pèsent 180 grammes.

Cor bovinum pesant 750 grammes.

Le cœur est absolument indemne de maladies valvulaires, mais il est couvert d'une couche de fibrine récente.

Les deux surfaces du péricarde sont légèrement adhérentes.

Le cerveau ne présente aucune particularité remarquable.

L'arachnoïde un peu opaline.

Quant à la moelle, elle est fort remarquable : ses méninges sont fort congestionnées ; cet organe fait saillie entre les membranes lorsqu'on les coupe. Près du centre de la région dorsale, traces d'ecchymoses et injection de la substance grise. On n'examina malheureusement pas la moelle au microscope.

Ici aussi une péricardite qui dure 6 jours apparaissant en pleine urémie et donnant peur ainsi dire le dernier coup au malade, affection sèche sans lésions valvulaires concomitantes, malgré l'hypertrophie cardiaque.

Obs. XIV (empruntée aux Bulletins de la Société anatomique, janvier 1875 ; communiquée par M. Exchaquet, interne des hôpitaux).

Néphrite interstielle ; pleurésie ; péricardite aiguë ; absence de la trompe de l'ovaire et du rein gauche.

R... (Marie), âgée de 62 ans, est apportée à l'hôpital Necker dans la soirée du 2 janvier 1875. Elle est admise dans le service de M. Potain, n° 1, salle Saint-Antoine.

Elle se plaint d'une oppression très-considérable, sans douleur localisée, n'ayant eu ni point de côté ni frisson violent. C'est après être sortie pendant deux ou trois jours de l'hôpital de la Charité, il y a une quinzaine de jours, qu'elle est retombée ainsi malade. D'ailleurs sa fatigue est extrême, et les renseignements qu'elle nous donne sont très-vagues.

Submatité à la base du poumon droit en arrière ; respiration rude au même point. Respiration très-affaiblie dans le reste des deux poumons. P. 96, petit, dépressible.

Le 3 janvier, on trouve la malade dans un complet état de coma. Les membres sont en résolution. Cependant elle réagit contre la douleur, mais sans parler. La face et les extrémités sont cyanosées, les veines du front très-gonflées, tout cela témoigne d'une gêne extrême dans la circulation.

On constate effectivement à la base du poumon droit, en arrière, la matité constatée la veille ; en ce point existe un souffle rude peu étendu.

La matité précordiale est augmentée ; à l'auscultation on entend, surtout au voisinage de l'extrémité inférieure du sternum, un frottement péricardiaque assez aigu. De plus, il existe un dédoublement du premier bruit du cœur donnant à l'oreille la perception de bruit de galop. M. Potain rattache ce dernier signe à la néphrite interstitielle chronique. Saignée de 200 grammes ; potion de Tood.

Le soir, persistance du coma ; la cyanose est moindre, mais le pouls radial est à peine sensible. Les extrémités sont froides. La mort paraît imminente.

Le 4. La malade paraît un peu mieux ; la respiration est un peu plus libre ; le frottement péricardique ne s'entend plus. Le souffle du côté droit s'est un peu étendu en avant. Le cathétérisme permet de recueillir un peu d'urine ; celle-ci contient une quantité peu considérable d'albumine. T. R. 38 ; P. 120.

Le soir, râle trachéal. A ce moment T. R. 39,4. Mort à 7 heures.

Autopsie le 6 janvier. Le poumon gauche ne présente pas d'altération notable. A droite, adhérences anciennes ; épanchement séreux d'un demi-litre environ. Le lobe inférieur de ce poumon est hépatisé.

Le péricarde incisé ne contient pas une quantité anormale de liquide ; sur la face antérieure du cœur, quelques plaques de péricardite récente ; certains points, peu altérés à la vue, sont rugueux, et donnent au doigt la sensation de langue de chat.

Les cavités du cœur sont gorgés de caillots qui témoignent de la longueur de l'agonie. Le cœur droit est dilaté, ses parois sont amincies. Le cœur gauche présente un degré moyen d'hypertrophie. Le fonctionnement des valvules est normal. On trouve seulement sur les bords des sigmoïdes aortiques, et en certains points de la mitrale, de petites végétations rougeâtres et un léger épaississement qui paraissent être le résultat d'un processus récent.

Foie muscade. Rate normale.

Le rein droit occupe à la région lombaire ses rapports ordinaires ; il affecte une direction normale. On est frappé, en l'enlevant, de l'hypertrophie de cet organe. Sa forme est normale, mais il a presque le double du volume ordinaire. Sa longueur est de 14 centimètres; son poids atteint 200 grammes. La capsule s'enlève assez facilement; elle laisse à découvert une surface grenue, parsemée d'une multitude de petits kystes transparents, remplis d'un liquide hyalin, dont les plaques atteignent le volume d'une lentille. A l'extrémité supérieure du rein on voit une tumeur arrondie, saillante, complètement recouverte par la capsule de cet organe, et qui à la coupe se distingue très-nettement du tissu rénal qui l'entoure. Le centre de la tumeur est formé par un tissu homogène rougeâtre qui rappelle un peu l'aspect de certains sarcomes; la périphérie est formée par une couche jaunâtre paraissant avoir subi un commencement de dégénérescence caséeuse; enfin, toute la tumeur paraît entourée par une enveloppe fibroïde, mince, plus marquée dans la partie saillante, mais qu'il n'est pas possible d'isoler. La coupe longitudinale du rein montre une sclérose considérable de la plus grande partie de l'organe; la substance corticale qui constitue tout le rein est résistante et parsemée de traînées blanchâtres. On ne distingue plus que deux ou trois pyramides volumineuses fortement congestionnées. Le calice et les bassinets sont plus volumineux que d'ordinaire. L'uretère n'est pas sensiblement dilaté.

On ne peut trouver nulle part de rein gauche. Rien n'indique l'existence de cet organe. L'aorte ne donne en effet, au niveau des reins, qu'une seule branche à droite. On cherche inutilement l'uretère gauche sur son trajet normal. La vessie étant enlevée avec précaution avec les organes du bassin, on l'ouvre; on trouve alors facilement l'ouverture de l'uretère droit, à travers laquelle on passe une sonde cannelée; mais l'examen le plus minutieux ne peut faire découvrir sur aucun point l'orifice de l'uretère gauche, et l'on cherche en vain un rudiment de cet organe sur la face interne et externe de la vessie.

Une disposition anormale de même nature est constituée sur les annexes utérins. L'utérus est atrophié virginal; son fond est dévié à droite. La cavité se termine au fond par une extrémité conique qui se continue directement avec la trompe droite. Le ligament large et les organes qu'il contient sont absolument normaux de ce côté; mais tout cela paraît manquer à gauche : on ne trouve traces ni de l'ovaire ni de la trompe de ce côté. Au lieu de s'adosser pour former le ligament large, le péritoine tapisse simplement la face gauche de l'utérus, se réfléchit au niveau du col, pour se porter transversalement en dehors vers les parois du bassin. On aperçoit sous la séreuse un vestige de ligament rond atrophié présentant sa direction habituelle, mais c'est là tout ; les vaisseaux correspondants manquent.

L'anomalie ne changeant pas les conditions urémiques du malade et le développement de la péricardite ne nous arrêtera pas.

Nous constaterons seulement qu'à côté des néomembranes de la séreuse péricardique assez développée, il n'y a qu'un faible degré d'endocardite. C'est ici le seul cas d'endocardite concomitante attribuable à l'urémie que nous ayons pu constater, dans les lectures nombreuses d'observations que nous avons faites dans les traités cités et recueils divers.

Obs. XV (M. Lancereaux).

(Empruntée aux comptes-rendus de la Société de biologie. Paris, 1869).

Néphrite interstitielle chronique ; aortite et hypertrophie du cœur ; dépôts uratiques sur la face auriculaire de la valvule mitrale (diathèse urique) ; urémie ; péricardite.

La nommée Lefort, âgée dé 61 ans, blanchisseuse, née à Paris, de force et de constitution moyennes, d'une bonne santé habituelle, n'a jamais eu qu'une atteinte de choléra. Sobre et laborieuse, elle exerça la profession de repasseuse jusqu'au moment de son entrée à l'Hôtel-Dieu, le 21 avril 1866.

Ses forces sont alors très-affaiblies, ses jambes œdématiées, et lorsque, le 27 juillet, elle est transférée dans la salle St-Bernard, où nous l'examinons, elle fait remonter sa maladie à deux années. Depuis longtemps elle avait une mauvaise hygiène. A habité pendant six ans un rez-de-chaussée, ou mieux un sous-sol privé d'air et de lumière.

22 avril. Décoloration générale des téguments. Œdème prononcé des membres inférieurs et à la partie inférieure de l'abdomen, à peine marqué au poignet droit.

Léger épanchement thoracique à gauche.

Cœur notablement hypertrophié; souffle doux à la base; il se prolonge vers la pointe. Dyspnée habituelle; palpitations; toux sèche.

Foie et rate de volume normal.

Urines peu abondantes : traitées par l'acide nitrique et la chaleur, elles fournissent uu précipité floconneux (flocons très-fins). Au microscope, absence de cylindres fibrineux.

Vue bonne, mais, par instants, céphalalgie, étourdissements ; nausée ; inappétence. Fer, digitale, scille.

Sous l'influence de la médication, du repos, du régime, l'œdème diminue. Le liquide thoracique se résorbe en partie, mais pour reparaître bientôt.

Intermittences du souffle cardiaque.

Appétit faible ou nul ; digestions pénibles ; de temps à autre météorisme, et, parfois, vomissements glaireux, surtout le matin. Faiblesse extrême, principalement des membres inférieurs. Urines toujours peu abondantes et albumineuses.

Cet état se prolonge identique en mai, juin, juillet.

Dans les premiers jours d'août (10), la céphalalgie prend plus d'intensité. Étourdissements insupportables apparaissent. Somnolence et torpeur qui permet à peine à la malade de reconnaître les personnes et de répondre à leurs questions.

La nuit, délire ; les vomissements se répètent, et, sans la connaissance de l'altération profonde des reins, on eût été porté à croire à une méningite aiguë, confirmée par une légère déviation de la bouche. Les vomissements diffèrent, par leur nature, de ceux de la méningite aiguë.

Chaque jour, lavement purgatif. Après trois jours de ce traitement, cessation presque complète du délire, des vomissements et de la torpeur. Cependant, dépérissement graduel, bien que la malade conserve une légère diarrhée.

Dans les premiers jours de septembre, l'œdème se généralise, la dyspnée est plus considérable. Nouveau délire. On constate un épanchement pleurétique à droite. Somnolence et vomissements plus rares. Diarrhée plus abondante. Urines involontaires.

19 septembre. Affaissement général. Coma.

Le 24. Mort.

Autopsie. — Décoloration générale des téguments et anasarque.

Liquide céphalo-rachidien abondant. Opacité des méninges à la convexité. Piqueté sanguin de la substance cérébrale en quelques endroits. Intégrité des artères cérébrales, à part quelques plaques saillantes et jaunâtres sur les gros troncs. Epanchement séreux et ancien dans la plèvre gauche. Poumon refoulé en haut et réduit au volume du poing. A droite, épanchement séreux peu abondant. Atélectasie du lobe inférieur du poumon. Epaississement et opacité de la plèvre.

A la surface externe de l'oreillette droite, quelques pseudo-membranes. C'est là une péricardite légère et récente. Les cavités auriculaires ont des dimensions normales ; celle de gauche, toutefois, peut-être un peu large. Les cavités ventriculaires, surtout celle de gauche, sont agrandies. Cette dernière mesure 9 cent. de la base des valvules aortiques à la pointe. La paroi ventriculaire a 17 millim. d'épaisseur. Colonnes charnues hypertrophiées; surface interne du ventricule lisse et brillante. Endocarde opalin légèrement épaissi à droite et à gauche.

L'orifice mitral rétréci permet seulement l'introduction de l'un des doigts ; la valvule correspondante, épaissie, présente sur sa surface auriculaire des végétations petites, amassées par groupes de cinq à six formant comme des houppes grisâtres fermes et résistantes, donnant au doigt la sensation de quelque chose de rude. Sous le champ du microscope, le tissu de ces végétations est parsemé de petits grains grisâtres. Si l'on ajoute de l'acide acétique, on voit apparaître sur les bords des cristaux sous forme de prismes rhomboïdaux. Plusieurs de ces végétations, placées dans une soucoupe, traitées par l'acide azotique et chauffées jusqu'à l'ébullition, ont donné un produit jaunâtre (alloxane) qui, par addition de quelques gouttes d'ammoniaque liquide et de quelques gouttes d'eau distillée, s'est coloré en rouge (purpurate d'ammoniaque ou murexide).

Valvules aortiques insuffisantes par le fait d'une déchirure existant au-dessous du bord libre et due sans doute à leur amincissement et à la tension relativement considérable du système artériel. Caillots mous, fibrineux, aplatis, de petites dimensions dans le cœur droit ; caillots mous, peu fibrineux à gauche.

Tout à fait à son origine, l'aorte est intacte, mais, à 2 cent. des valvules aortiques commence, par un rebord festonné saillant, une altération qui s'étend dans toute sa longueur et que caractérise la présence de petites éminences grisâtres ou jaunâtres (arteritis nodosa) dont quelques-unes, celles qui se rapprochent le plus de l'orifice, ont subi une transformation calcaire. Situées de préférence au nievau des branches collatérales, les plaques rétrécissent le calibre de ces branches.

La surface externe de l'aorte est, dans la plus grande étendue, le siége d'une injection des plus riches ; le vaisseau est d'ailleurs notablement élargi ; il mesure 8 cent. un peu au-dessus du cœur.

Les artères iliaques et fémorales sont, comme l'aorte, parsemées de plaques saillantes dont quelques-unes sont ossifiées ; elles sont dilatées, leurs parois sont rigides. L'une des artères coronaires est rétrécie à son origine.

Le tissu musculaire, quoique jaunâtre, a cependant conservé sa fermeté. D'un diamètre à peu près normal, les artères rénales ont leurs parois épaissies ; elles sont rigides, et leur altération se continue jusque dans la substance rénale, ainsi qu'il est facile de s'en rendre compte sur une coupe du rein.

Les reins, petits et atrophiés, n'ont que 8 cent. de hauteur. Leur surface est parsemée de granulations du volume d'un grain de millet, légèrement pigmentée et parcourue par de gros capillaires. Leur teinte, violacée au niveau des pyramides, est blanche au niveau des colonnes de Bertin et de la substance corticale. Cette dernière a de 2 à 4 mill. d'épaisseur au-dessus de la base des pyramides. Partout la trame de la substance conjonctive est épaissie, mais principalement dans la couche corticale. Les tubuli, petits et atrophiés en différents endroits, renferment des cellules granuleuses défoncées ou détruites.

La rate n'offre rien de spécial.

Le foie, dont les dimensions sont normales, est ferme, congestionné sans doute par suite de la lésion cardiaque ; il est piqueté de rouge et présente, à un faible degré, l'altération consécutive aux maladies du cœur.

Le pancréas est ferme, ratatiné et cependant un peu gros.

L'estomac se fait remarquer par ses faibles dimensions, car il ne dépasse pas la largeur habituelle du côlon ; il a 1 cent. de circonférence vers sa partie moyenne et 20 cent. dans son plus grand diamètre, c'est-à-dire du pylore au cul-de-sac de la grosse tubérosité. Ses parois sont notablement épaissies, et sa surface interne présente des plis très-prononcés, saillants comme les valvules conniventes de l'intestin grêle. La muqueuse est couverte d'un enduit visqueux, épais, gluant, difficile à détacher ; elle est épaissie d'une teinte brunâtre, ardoisée, en un très-grand nombre de points, blanche, au contraire, en d'autres endroits, ce qui lui donne l'aspect marbré. Sa réaction est légèrement acide ; la tunique musculaire est épaissie. Toute la surface interne de l'intestin grêle, comme celle du gros intestin, est couverte d'un enduit analogue à celui de l'estomac. Le calibre de ces deux intestins est rétréci ; leurs parois sont épaissies ; leur surface interne pâle ou rosée. Leur longueur est moindre que dans l'état normal. L'utérus, peu volumineux, renferme des kystes.

Cette observation est un type d'altération vasculaire et valvulaire consécutive à la rétention d'acide urique dans le sang.

La néphrite interstitielle a résulté des altérations des parois des artères qui se rendent aux reins.

Néanmoins on ne constate pas d'attaque de goutte ; la malade meurt en état d'urémie à la suite des lésions avancées des reins.

On constate des lésions dans les plèvres caractéristiques de cet état.

Enfin dans la dernière période de la vie se manifeste sans que rien l'indique extérieurement une légère atteinte de péricardite présentant les mêmes caractères que dans les observations précédentes.

II

ÉTUDE CLINIQUE DE LA PÉRICARDITE URÉMIQUE

DÉFINITION.

La péricardite ou inflammation de la séreuse qui enveloppe le cœur est dite tantôt idiopathique tantôt symptomatique. Dans le premier cas elle est toute la maladie : dans le second, elle survient à la suite de maladies antérieures : généralement c'est en vertu de cette postériorité qu'on attribue son existence à la maladie qui l'a précédée.

Or en vertu de travaux récents sur cette maladie la péricardite idiopathique tendrait à être considérée comme de plus en plus rare, car Bamberger ne l'aurait rencontrée que 5 fois sur 63 fois (Virchorw's archiv. t. IX, p. 357). — Duchek et Friedreich que 1 fois sur 89 cas (Virchow's Handbuch t. V. p. 243 1861). — Leudet 7 fois dont 2 autopsies sur 36 observations. (Des péricardites secondaires. Archives générales de Médeçine, juillet 1862, t. 20).

Les maladies auxquelles on attribue la péricardite sont de divers ordres, ce sont :

Le rhumatisme articulaire aigu (moitié des cas, suivant le professeur Bouillaud) diverses altérations du sang les unes comme le scorbut générales, les autres résultant d'altérations viscérales telles que la néphrite, la cirrhose, la rougeole, la fièvre typhoïde, enfin les cachexies telles que la cachexie cancéreuse (Leudet, loco citato).

Nous n'avons pas à examiner ici l'importance de l'énumération empruntée à M. Leudet et l'exactitude des termes. Ce que nous tenons à faire constater immédiatement c'est, l'importance de l'altération du sang de l'économie mise en relief ; la cause de cette altération est reconnue par l'auteur être la néphrite.

Nous sommes donc autorisé avec ces auteurs, à considérer, avant examen, la péricardite comme dérivant le plus souvent d'une autre maladie préexistante, et en second lieu à la regarder, toujours provisoirement, comme pouvant dériver d'une altération du sang, consécutive elle-même à une néphrite.

En conséquence, nous croyons ne pas être en désaccord

avec la science en dénommant à priori du nom de péricardite urémique, la péricardite qui survient à un moment où l'excétion rénale est insuffisante pour chasser de l'économie les produits de décomposition qui résultent de l'assimilation.

ANATOMIE PATHOLOGIQUE.

A l'autopsie des malades morts urémiques, on trouve plusieurs sortes de lésions renales.

C'est soit de la néphrite interstitielle, soit une néphrite épithéliale, soit une dégénérescence amyloïde de l'organe parfois une néphrite calculeuse, rarement une néphrite tuberculeuse ou toute autre néoplasie rénale. En effet les lésions des reins les plus susceptibles de produire l'état général urémique sont celles qui affectent les deux reins : tant que l'un est encore suffisant il supplée à l'insuffisance éliminatrice de l'autre, de sorte que l'urémie n'apparaît pas. Or les néoplasmes du rein ou les calculs affectent rarement les deux organes.

Nous n'aurons donc à envisager ici que les néphrites et généralement des lésions à marche lente amenant sûrement mais par étapes, l'arrêt physiologique du rein. Dans les cas de néphrites aiguës, il faut peu de temps pour décider de l'issue de la maladie. L'urémie est alors immédiate et dans ces cas pas plus que lorsqu'on lie les uretères d'un animal (voir la 2e partie de ce travail); la péricardite ne se montre pas.

Nos observations démontrent en effet que toutes les lésions des reins qui se sont accompagnées de l'inflammation du péricarde étaient des lésions existant depuis longtemps et ayant amené une altération profonde dans les organes, une d'elles montre également que sous l'influence d'une poussée aiguë, l'urémie préparée par l'évolution de la lésion préexistante à cette poussée prend une nouvelle activité. Sous cette influence l'excrétion de l'urine diminuant et même s'arrêtant, le développement de la péricardite s'effectue aussitôt (observation XIII).

Mais la péricardite n'est généralement pas seule, la pleurésie l'accompagne presque toujours ainsi que l'indiquent nos observations, la séreuse pleurale est la première qui soit atteinte d'inflammation secondaire (voir le ch. V, 2me partie).

La péricardite se présente dans nos autopsies qui la prennent en flagrant délit de développement, à sa naissance ; elle est, comme le dit M. Lancereaux « caractérisée, au moment de la mort soit par la présence de fausses membranes récentes, avec un faible épanchement séreux, soit par des adhérences plus ou moins intimes des deux feuillets du péricarde. » (Traité d'anatomie pathologique, t. II, page 212, 1879).

Toutes nos observations sont autant d'exemples de ces assertions.

Deux d'entre elles démontrent (IX et X) comment les produits néomembraneux se rejoignent et font adhérer les deux feuillets du péricarde. C'est le premier degré de ce qu'on appelle la symphyse cardiaque.

Comme en vertu de nos observations la guérison ne s'est pas effectuée, nous passerons sous silence les plaques laiteuses et taches du péricarde attribuées par M. Taylor et d'autres, à la péricardite guérie du mal de Bright.

Nous n'avons trouvé que des cas de péricardites récentes

et précédant de peu la mort des maladies urémiques depuis longtemps.

Ces observations anatomiques justifient la proposition suivante de M. Leudet : « Les maladies dans lesquelles on rencontre le plus fréquemment les péricardites récentes « sont aussi celles dans lesquelles on observe le plus sou- « vent des adhérences entre les deux feuillets du péri- « carde » (loc. cit.).

Nous avons en effet trouvé une certaine quantité de sérosités péricardiques accompagnant les fausses membranes dans la cavité séreuse. Ainsi nos observations I, II, III, V, VI, VII en font foi. Mais cette quantité est très-faible et n'infirme pas les tendances prolifératrice de la lésion.

Nous n'avons au contraire jamais trouvé de pus ni de sang. La présence d'une sérosité rougeâtre, remarquons le en passant, ne suffirait pas pour qualifier cette péricardite d'hémorrhagique ; les fausses membranes recevant des vaisseaux des artères coronaires ainsi que cela a été démontré par M. Bailly, (Société anatomique, 19e année p. 214) ceux-ci pouvant se rompre accidentellement et verser leur contenu dans la cavité. D'ailleurs notre observation IV, offre un exemple de fausses membranes injectées.

En conséquence la péricardite urémique est une péricardite sèche, de plus elle ne s'accompagne pas d'endocardite ; ce qui est comme on sait l'inverse dans la péricardite rhumatismale. Ce double fait est manifestement prouvé par les autopsies que nous décrivons et dans lesquelles on surprend les lésions sur le fait.

D'après le moment auquel on observe ces phénomènes anatomiques la lésion se manifeste sous une forme aiguë :

Elle n'a aucune tendance à régresser car une des péricardites obervée trois semaines après son début n'avait fait que s'organiser avec une plus grande activité, témoin les adhérences qui unissaient les deux feuillets du péricarde.

Nous verrons plus loin quelles conséquences nous devons en tirer au sujet de la symptomatologie et du pronostic de la maladie secondaire en question.

FRÉQUENCE

Les auteurs s'accordent peu à l'égard des statistiques relatives à la péricardite secondaire du mal de Bright. Les documents qui existent sur les différents points de ce sujet sont d'ailleurs peu nombreux.

D'après le mémoire A.-J. Taylor (loco citato) la maladie de Bright produirait la péricardite deux fois et demie plus souvent que toutes les autres maladies réunies, et plus souvent de beaucoup que le rhumatisme articulaire.

Mais la péricardite ne serait pas suivant cet auteur l'affection à laquelle la maladie de Bright donnerait le plus souvent lieu. Ainsi elle n'occuperait que le quatrième rang dans l'énumération suivante : En premier lieu l'encéphalite la pneumonie, et la pleurésie viennent après, enfin la péricardite, la méningite, et la péritonite occupent les derniers rangs

Leudet considère que les affections organiques du cœur sont celles qui s'accompagnent le plus souvent de péricardite, sur 36 cas de péricardite secondaire il n'y eut qu'un seul cas de néphrite albumineuse (résultats avec autopsies).

Il pense que le rhumatisme aigu est la cause la plus fréquente des péricardites secondaires et ne partage pas l'idée de Taylor qui, comme conclusion, donné à la péricardite par rapport à la néphrite la proportion d'un tiers.

La fréquence absolue du rhumatisme et de la maladie de Bright étant fort difficile à établir on ne doit suivant nous attribuer que peu d'importance à cette question de chiffres.

Notons cependant les résultats que donne Rosenstein (Traité des maladies des reins, Paris 1874). Il considère que dans le mal de Bright les lésions des membranes séreuses sont aussi fréquentes que les péricardites secondaires y sont rares. Sur 120 cas personnels constitués par l'atrophie granuleuse des reins, il n'observe que deux fois seulement la péricardite.

Il tient en même temps à faire la part des localités régionales. C'est ainsi que l'inflammation des séreuses extrêmement fréquentes à Londres (c'est probablement pour cela que l'on doit les proportions excessives de Taylor), est rare à Edimbourg (Christison) et plus encore en France.

En fait sur 292 observations de néphrites interstitielles, Frérichs a observé : 27 pneumonies
38 pleurésies
33 péritonites
13 péricardites

C'est à peu près 4 péricardites pour 100 de néphrites granuleuses.

Rosenstein de son côté sur 114 observations des mêmes affections observe : 20 pneumonies
19 pleurésies
10 péritonites
8 pericardites.

Ce qui donne pour la péricardite la proportion de 7 pour 100 néphrites interstitielles.

Becquerel, parlant des phlegmasies intercurrentes finales qui peuvent compliquer le mal de Bright (seméiotique des urines), relate 109 cas d'autopsies dans lesquelles 4 péricardites aiguës ont été trouvées, ce qui fournit la proportion de 3 pour 100.

Tout autre encore est la proportion de Dickinson (Roberts, Maladies rénales et urinaires 1865, Manchester).

Sur 119 cas de rein lisse il cite 27,7 péricardites.
250. . . . granuleux . . . 32,8 —

Or dans près de deux cents observations de diverses espèces de lésions rénales, M. Rayer n'a trouvé à citer qu'une seule lésion péricardique digne d'être rapportée à la néphrite interstitielle.

De notre côté sur 51 cas de lésions rénales doubles parmi lesquelles existaient 18 néphrites (interstitielles et épithéliales) arrivées à leur période urémique, nous n'avons trouvé que 4 péricardites attribuables à la maladie, toutes dans les néphrites insterstitielles, ce qui fait à peu près 8 pour 100.

Notre statistique faite au hasard est bien au-dessous de celle qui est relatée plus haut (Taylor); notre proportion de péricardites qu'il est possible d'attribuer au mal de Bright est beaucoup plus faible. Probablement ce résultat est dû à l'élimination volontaire de toutes les lésions du péricarde que l'on peut rencontrer dans le mal de Bright qui ne nous semblent pas dépendre exclusivement de cette affection. Et tandis par exemple que l'analyse de 406 autopsies rénales dues à Bright, Christison, Gregory, Martin Solon, Boyer, Becquerel, Bright et Barlow, Malmsten, Frerichs, Rosenstein fournit 30 péricardites et demie, notre expérience personnelle ne nous donne que huit pour cent.

Quant aux questions d'âge, de sexe, de profession elles n'offrent aucun intérêt particulier au point de vue de la péricardite brightique puisque avant d'être atteint de péricardite les malades sont sous le coup des causes du mal de Bright.

En réalité des chiffres ne nous apprennent rien sur la péricardite urémique : il serait difficile qu'il en fût autrement, les auteurs ne s'entendent pas sur la définition des inflammations secondaires qui apparaissent dans le mal de Bright et ne précisent pas exactement quelles sont les conditions morbides dans lesquelles les différentes complications se sont montrées, notamment la péricardite.

SYMPTÔMES

Il n'est pas de maladie dont le tableau symptomatique soit plus infidèle que la péricardite ordinaire.

Elle est tantôt accompagnée de phénomènes réactionnels intenses avec ou sans dyspnée, avec ou sans douleur précordiale ; tantôt, et c'est le plus souvent, au contraire indiquée par des phénomènes généraux fort modérés. L'état du pouls varie et n'offre rien de constant qui puisse faire diagnostiquer cette affection.

Qu'on suppose réduit à leur minimum les symptômes généraux et l'on aura le mode de début propre aux péricardites dites secondaires, c'est surtont quand une haute température est le fait de la maladie principale, qu'il est impossible de débrouiller les modifications imprimées à l'état générale par la péricardite qui vient compliquer l'affection première.

Mais dans le cas qui nous occupe M. Bourneville n'a-t-il pas démontré que la température est abaissée. Nous constatons en effet ce phénomène dans les observations VI et VII sans parler du refroidissement perceptible à la main chez certains de nos malades (IX par exemple). Or la péricardite passe inaperçue ou bien ne se manifeste pas chez eux par une élévation de température. Nouvelle preuve de sa cause.

Des signes physiques qui assurent la diagnostic de la péricardite sèche, c'est le frottement entendu à la région péricordiale qui est le plus caractéristique, presque pathognomonique suivant les auteurs.

Ce frottement fut intense dans l'observation VI, accompagné de matité précordiale dans l'observation XIV.

Il se manifeste surtout sous forme de souffle dans l'observation VIII.

Dans aucun cas on ne constate de voussure ni d'éloignement des bruits ce qui tient à la constance des lésions néomembraneuses dans ce cas. Cette observation s'accorde parfaitement avec l'opinion de M. Rayer : (p. 287) « Souvent, dit-il, à la suite de la néphrite albumineuse, la péricardite contient une notable quantité de sérosité limpide, de 4 à 5 onces ; mais il est rare que le dépôt de sérosité soit assez considérable pour constituer un véritable hydropéricarde dont les symptômes attirent l'attention du médecin pendant la vie.

Ainsi symptômes généraux nuls ou tellement peu accusés qu'ils disparaissent en présence de la gravité des phénomènes géneraux de l'urémie ; fréquemment absence de tous signes physiques à l'auscultation du cœur, quelquefois légers indices de péricardite, et rarement signes manifeste de cette lésion tel est le bilan de la symptomatologie. On peut donc établir que cette maladie secondaire s'établit insidieusement, en ce sens que l'économie est trop péniblement affectée par des lésions plus compromettantes pour réagir et manifester ces souffrances.

La dyspnée si souvent observée et la pleurésie constante dans mes observations sont un appoint de plus à l'explication des difficultés qu'il y a à saisir les troubles du cœur s'il y en a sous l'influence de la péricardite urémique.

ÉVOLUTION CLINIQUE

N'ayant pas observé de guérison authentique de péricardite dans la maladie de Bright, nous sommes peu disposé à croire que les cas de lésions du péricarde, cités par certains auteurs comme témoignant de la résolution de cette inflammation (taches laiteuses par exemples), reconnaissent pour cause l'urémie.

Mes observations démontrent quelle faible tendance les fausses membranes produites dans ces conditions ont à régresser, notamment les cas dans lesquels les deux feuillets de la cavité péricardique sont déjà unis par des trames celluleuses.

Au contraire on pourrait presque affirmer que si le malade dans les conditions générales où il est placé pouvait vivre, son cœur ne tarderait pas à subir les violences d'un symphyse cardiaque.

C'est donc une affection qui ne régresse pas.

PRONOSTIC

Le pronostic de la péricardite urémique nous parait donc très-grave à cause du danger immédiat qui menace les malades et qui provient non de cette inflammation surajoutée mais de l'anurie, suite de la période avancée de la maladie rénale. C'est la plus grave des inflammations brightiques.

La péricardite n'est qu'un lésion occasionnelle surajoutée elle augmente peut-être bien la dyspnée, mais elle n'est que, la manifestation de l'état générale de l'économie.

Elle n'est pas grave par elle-même : mais elle est un des signes manifestes du dernier degré de l'altération brightique compatible un certain temps avec la vie.

TRAITEMENT

Il ne nous semble pas y avoir d'autre médication applicable à une telle complication que celle de la cause qui l'a produite.

Ce n'est pas ici le lieu par conséquent d'infliger des antiphlogistiques ou des révulsifs à un organisme arrivé à la limite de réduction des phénomènes physiologiques.

C'est l'urémie qui tue, c'est l'urémie qu'il faut soigner.

Les purgatifs favorisent l'excrétion des matières excrémentitielles (urée, créatine) en exagérant la diarrhée supplémentaire (Barreswill, Bernard).

Le lait permet de soutenir les forces et pousse à la diurèse si celle-ci est encore possible dans les quelques portions des reins non encore entièrement détruites.

ÉTIOLOGIE.

Si nous n'avions fait un choix d'observations dans lesquelles les causes du mal de Bright ne pussent être invoquées à la fois comme celles de péricardite, nous aurions à discuter longuement sur l'étiologie du mal de Bright et à la fois sur celle de la péricardite. Nous avons éliminé le saturnisme, le rhumatisme.

La plupart de nos néphrites sont vasculaires : la dégénérescence récente des vaisseaux, cause de néphrites, n'amène pas de péricardite sous la forme aiguë.

Un de nos malades a mentionné une syphilis antérieure. Outre que cette maladie produit une néphrite circonscrite (notre malade a une néphrite interstitielle diffuse), il n'a aucune lésion du myocarde attribuable à cette diathèse ; la seule pouvant causer consécutivement une péricardite. Je ne sache pas en effet que la syphilis ait été accusée comme cause de péricardite généralisée proliférative. (Obs. X)

Quant à l'alcoolisme, en admettant qu'il puisse produire de la néphrite, ses lésions vasculaires et méningées sont là pour témoigner de l'apparence chronique et de l'évolution lente des dégénérescences qu'il amène dans les tissus. Or nous avons affaire, dans le cas que nous avons mentionné (observation XII), à une péricardite aiguë survenant subitement 5 jours aprés la suppression brusque des urines, elle est proliférative. Voilà autant de caractères à notre sens pour affirmer la nature urémique de la péricardite.

Le fait qu'elle ne s'accompagne dans aucune de mes observations d'endocardite est une preuve qu'elle n'est pas de nature rhumatismale. Les caractères anatomiques cliniques cités nous font rejeter, en raison de leur cachet toujours identique, l'action pure et simple du froid survenant chez un individu débilité dont la nutrition se fait mal : une telle inflammation se manifesterait sous une forme bien plus aiguë ; elle ne se produirait pas ainsi toujours d'une façon insidieuse ; et d'ailleurs on retrouverait au moins une fois des renseignements à cet égard.

C'est en rapprochant et groupant les phénomènes observés que nous voulons voir là autre chose qu'une simple coïncidence; des manifestations toujours invariables, dans un certain nombre de cas déterminés, peuvent-elles être reliées à des causes diverses? Nous ne le pensons pas.

Conclusions cliniques

1° La péricardite qui vient à compliquer les altérations rénales doubles se manifeste toujours consécutivement aux symptômes dits urémiques.

2° Elle est constituée par une inflammation néomembraneuse susceptible de se terminer par l'adhérence des deux feuillets péricardiques. C'est une péricardite sèche.

3° Les lésions des reins qui l'ont précédée sont toujours fort avancées.

4° Elle n'a d'autre caractéristique spéciale clinique que de passer généralement inaperçue en raison de l'urémie qui domine la scène. Sa symptomatologie physique serait celle de la péricardite sèche.

5° Elle n'a pas de tendance à la guérison, peut-être parce qu'elle précède la mort du malade de très-près,

6° Le seul traitement applicable à cette maladie consiste à traiter l'état urémique au milieu duquel elle survient.

7° Il y a relation de cause à effet entre l'urémie et la péricardite qui survient dans cette période de l'altération rénale.

DEUXIÈME PARTIE

PATHOGENIE. — RECHERCHES EXPÉRIMENTALES

En présence de la complication inflammatoire qui accompagne si fréquemment la maladie de Bright et se localise dans les séreuses et les différents viscères énumérés plus haut, on est tout d'abord tenté d'établir un parallèle entre ces affections complicatrices et la période de la maladie rénale dans laquelle elles surviennent, En effet, d'après l'analyse des observations et l'opinion des auteurs que nous avons cités, les inflammations secondaires à l'altération rénale ne surviennent qu'à la suite de l'insuffisance de l'excrétion urinaire. Telle est l'opinion du Dr Lancereaux quand il classe les lésions constatées dans les nécropsies, il la reproduit à nouveau à propos de la marche de la néphrite interstitielle diffuse. C'est celle que nous avons adoptée dans nos considérations précédentes. La genèse urémique de la péricardite dans ces conditions se présente en première ligne à l'esprit, sauf à démêler ultérieurement pourquoi cette inflammation ne se manifeste que très rarement, comparativement aux altérations secondaires des autres organes, et à la tendance qu'elle affecte de se développer dans le rhumatisme articulaire aigu généralisé.

Mais le mot urémie dans l'état actuel de la science désigne un ensemble de phénomènes cliniques auxquels les auteurs ont attribué des causes immédiates différentes. C'est ainsi que tandis que Nysten entendait par ce mot la rétention telle quelle de l'urine en nature dans le sang, Hammond et Gallois pensaient que l'urée seule produisait par action soit irritative, soit intoxicante les symptômes observés. Pour Perls, c'est à l'excès de créatinine que l'on doit imputer les accidents urémiques. Henle, Lehmann, Frerichs Vogel pensent que l'urée se décompose dans le sang, même à l'aide d'un ferment, en carbonate d'ammoniaque et que c'est cet agent qui détermine des phénomènes urémiques. Enfin pour d'autres auteurs l'excès d'eau retenue dans le liquide sanguin engendre l'œdème cérébral, et par l'intermédiaire des accidents nerveux consécutifs l'état général dans lequel se trouvent les patients qui éliminent insuffisament ou n'éliminent plus leur urine.

Ce n'est pas ici le lieu de discuter ces doctrines, mais il importe de rappeler comment Rosenstein, Roberts Courten, Gaspard, Frerichs injectant de l'urine filtrée dans le sang des animaux, n'ont pas obtenu l'urémie expérimentale qu'avaient produite Ségalas et Vauquelin à l'aide d'urine prise et introduite dans le courant circulatoire des chiens sans précautions ; comment Ségalas et Vauquelin, Stanmius (1850), Scheven, Frerichs, Hoppe, Oppler, Peroff n'ont pu réaliser cette affection malgré la saturation du sang de l'animal par l'urée injectée, Voit, ayant d'autre part nourri un chien d'urée, n'observa pas d'accidents chez cet animal, bien qu'il eût supprimé l'eau de son alimentation.

Enfin Zaleski produisit les phénomènes dont il est question chez les serpents qui normalement n'éliminent pas d'urée, en leurs liant les uretères. Quant à la doctrine de l'amonémie Barreswil et Cl. Bernard ont démontré que l'urée se décomposait en effet dans l'économie en carbonate d'ammoniaque, mais seulement au contact des mucus et ferment digestif, tandis que la méthode de Kühne et Strauch donnait des résultats absolument négatifs à Rosenstein, ne lui permettant pas de découvrir un atome de sel ammoniacal dans le sang d'urémique soumis à son observation, tandis que la même méthode révèle 0,0001 p. 100 de carbonate d'ammoniaque en vertu d'expériences très-complètes. — Déjà Todd (Clinical lecture, — obs. 40) n'avait pu, armé de système d'analyse imparfait, de Frerichs (baguette de verre chargée d'acide chlorhydrique), découvrir cette substance dans un cas d'urémie très-prononcée.

Une seule théorie reste debout, celle de la créatinémie. C'est l'augmentation de créatine trouvée chez des animaux néphrotomisés ; mais Perls n'en avait pas trouvé chez des brightiques. Sur des animaux néphrotomés, il produisit de l'intoxication en les saturant de créatine : celle-ci ne se retrouvant pas dans leur sang il pense que la créatine n'est toxique qu'après la décomposition de ce corps dans l'économie ou sa sécrétion par le cerveau.

M. Cuffer, thèse de Paris 1878 (De la dyspnée urémique), a confirmé ces vues théoriques basées en partie sur l'expérimentation par des recherches toutes récentes touchant cette question. Il arrive d'abord aux premières conclusions de Feltz et Ritter (conclusion n° 7). (De l'ammonémie, Académie des sciences). Je cite leurs paroles :

« Les accidents urémiques ne peuvent être rapportés à la rétention de l'urée, cette substance inoffensive ne déterminant aucune altération du sang ni de l'état général de l'animal en expérience. » (Conclusion n° 2.)

Il constate les effets sur le liquide sanguin du carbonate d'ammoniaque. Cette substance paralyserait ces globules et leur ferait perdre la faculté d'absorber l'oxygène (fait déjà constaté par les auteurs cités, (conclusion 11).

La créatine agirait de même. Il semble donc évident, comme le dit cet auteur, que les principes seuls qui amènent une altération du sang déterminent seuls des troubles fonctionnels.

M. Cuffer a constaté des troubles fonctionnels expérimentaux semblables aux phénomènes cliniques observés. Et comme il n'est pas moins évident que le carbonate d'ammoniaque n'est convulsivant qu'à doses concentrées (conclusion 7 de Feltz et Ritter), qu'il paraît établi que l'urée ne se décompose pas dans le sang, malgré l'introduction du ferment qui opère cette transformation (conclusion 8 des mêmes auteurs), il y a toutes chances pour éliminer la doctrine de l'urémie et laisser pour le moment de côté le carbonate d'ammoniaque.

L'action de la créatine est la même sur le sang que celle du carbonate d'ammoniaque mais moins prononcée, moins rapide (conclusion 4 de M. Cuffer); d'où moindre accentuation des symptômes urémiques dans ces expériences.

Ce serait donc à l'hypoglobulie et à l'altération fonctionnelle des hématies qui restent sous l'influence des matières extractives retenues dans le sang que l'examen critique des différentes doctrines émises sur l'urémie nous mènerait (conclusion 1 de la thèse de M. Cuffer).

Mais il ne suffit pas, croyons-nous, d'exposer l'état actuel de la science sur une question pour être autorisé à raisonner et à conclure par analogie sur un point obscur de ce problème ; ainsi de ce que tout tend à prouver que l'état général désigné sous le nom d'urémie est dû à l'action particulière des matières extractives sur le sang et par suite sur la nutrition des tissus, on n'est pas en droit de considérer comme certaine la genèse de la péricardite qui survient dans ces conditions sans preuves de toutes sortes. C'est ce qui nous a conduit à rechercher expérimentalement quelle serait l'action des différentes substances contenues dans l'urine sur la séreuse du cœur, en nous guidant sur les diverses théories qu'on a émises sur l'influence de l'arrêt, de la sécrétion urinaire chez l'homme ou les animaux.

Ces expériences ont été faites au laboratoire de pathologie expérimentale sous la haute direction de M. le professeur Vulpian. Elles ont été exécutées grâce à M. le Dr Bochefontaine, directeur-adjoint du laboratoire, qui a bien voulu nous aider de sa longue expérience en matière d'expérimentation.

Avant de les exposer il n'est pas inutile de faire remarquer que les différentes néphrotomies ou ligatures d'uretères exécutées par Prévost et Dumas, Gmelin et Tiedman, Barreswill et Bernard, après avoir tué les animaux en expérience avec les symptôme urémiques semblables aux phénomènes cliniques décrits sous ce nom, ne permettent de constaster à l'autopsie qu'un certain degré des lésions gastro-intestinales que l'on observe à l'autopsie des malades atteints du mal de Bright. Dès que les chiens faiblissent et languissent après un certain nombre d'heures pendant lesquelles ont apparu des vomissements répétés, l'hypersécrétion intestinale et gastrique qui était d'intermittente devenue continue, commence à tarir : à ce moment l'urée s'accumule dans le sang.

Or la quantité d'urée accumulée dans le sang en 24 heures après la néphrotomie, est égale à celle que les reins auraient secrétée et dans le même temps (Grehant, Archives de Physiologie, 1870).

Concurremment avec cette suturation de l'animal par son urine apparaissent les phénomènes convulsifs ou tout au moins comateux.

Les animaux comme on sait ne survivent pas au délà de 2 à 4 jours. Leur nécropsie ne fait constater aucune des lésions des séreuses ou des viscères que l'on trouve chez l'homme dont le rein n'élimine plus l'urée.

La péricardite est régulièrement absente chez ces animaux.

Par conséquent il faut d'autres conditions que celles qui sont réalisées chez les animaux par les expériences citées pour produire, pendant l'état urémique, les lésions secondaires que nous envisageons, notamment la moins fréquente d'entre elles la péricardite. De là l'instauration des expériences suivantes.

CHAPITRE PREMIER.

DES CONDITIONS EXPÉRIMENTALES DANS LESQUELLES ON PEUT RECHERCHER L'ACTION DE L'URÉE SUR LE PÉRICARDE.

La solubilité de l'urée dans l'eau se fait en toutes proportions. Il importe par conséquent de déterminer quelle quantité de liquide la cavité péricardique du chien peut contenir, sans ce que liquide reflue dans le médiastin et la cavité pleurale.

Chez le chien les deux plèvres communiquent entre elles, et ne sont séparées au niveau du médiastin que par une mince toile celluleuse perméable.

Il serait donc matériellement impossible de traverser le feuillet pariétal du péricarde sans traverser en même temps la plèvre et difficile de léser cette dernière sans atteindre le poumon qui recouvre plus ou moins le cœur suivant les différents temps de la respiration.

Ces difficultés expérimentales vont être mises en évidence dans les expériences qui suivent :

I. — *Expériences établissant quelle quantité de liquide peut contenir le péricarde du chien.*

EXPÉRIENCE I.

Le 17 février. Chien du poids de 8 kilog., cinq minutes après la mort de l'animal on injecte 40 cent. cubes d'eau distillée dans son péricarde après avoir ouvert le thorax sur la ligne médiane. L'injection est poussée avec une seringue de Pravaz armée de son trocart, de la contenance de 5 cent. cubes, ce qui permet de calculer exactement la quantité de liquide injecté. 36 cent. cubes sont injectés, rien n'est sorti du péricarde. On voit par transparence le liquide pénétrer entre les deux feuillets et distendre ainsi la cavité péricardique. Par accident, la canule sort un instant du péricarde et rien ne reflue par l'ouverture qu'a produite le trocart. On la replace dans le même trou et on continue l'injection.

Comme on prend soin de boucher la canule entre chaque injection de 5 grammes, on ne sait s'il serait sorti quelque chose entre 36 et 40 cent. cubes.

A 40 c. c. l'injection ressort par l'orifice externe de la canule on bouche alors cet orifice et le liquide ne reflue pas entre le péricarde et l'instrument.

On enlève la canule et le liquide fait issue par le trou fait au péricade.

Cette expérience démontre que le péricarde d'un animal peu de temps après sa mort, peut contenir 36 centimètres cubes de liquide.

Le même fait est démontré par l'expérience suivante :

Expérience II.

18 février. Roquet de petite taille, pesant 3 kilog., curarisé et soumis à la respiration artificielle.

On ouvre alors le thorax sur la ligne médiane et l'on met à nu le péricarde de l'animal sans le léser : le cœur bat normalement.

A 3 heures 30, on injecte lentement 35 cent. cubes d'eau distillée directement dans la cavité péricardiaque.

Le trocart a comme précédemment été introduit avec tout le soin désirable de façon à ne léser que le feuillet pariétal et à faire pénétrer l'instrument exactement entre les deux feuillets du péricarde,

Pendant les courts intervalles de temps qui s'écoulent entre chaque injection de 5 gr., on a soin de ne pas boucher la canule. Rien ne sort ni par la canule ni entre celle-ci et le trou fait au péricarde. Le liquide pénètre et distend les deux feuillets péricardiques,

A la dernière seringue entre 35 et 40 cent. cubes, le liquide revient par l'orifice externe de la canule. On ne peut donc remplir davantage la cavité séreuse.

On retire la canule et une petite quantité de liquide sort par le trou du péricarde. Elle s'infiltre dans le tissu cellulaire environnant et là, elle s'oppose à ce que le reste du liquide injecté reflue en entier, brusquement hors du péricarde.

L'expérience a duré dix minutes et pendant tout ce temps le cœur n'a cessé de battre régulièrement.

On continue à observer l'organe pendant un quart d'heure. Il ne cesse de se contracter régulièrement et l'on voit le liquide intrapéricardique osciller sous l'influence des battements qui se passent dans son milieu et se résorber peu à peu sans plus faire issue à l'extérieur.

On enfonce ensuite le trocart revêtu de la canule par le quatrième espace intercostal gauche, on s'assure qu'à la condition de pénétrer à une certaine profondeur et de piquer le myocarde, on peut tenir parfaitement la canule dans la cavité du péricarde.

Ainsi un instrument piquant qui pénètrera par les quatrième ou cinquième espace intescostal dans la région précordiale sur un chien, entrera dans le cœur s'il est obliquement dirigé vers le point où l'on perçoit sur la paroi thoracique le maximum des battements cardiaques. La canule, une fois le trocart retiré, se trouvera sur le feuillet viscéral du péricarde.

Mais en raison de la conformation anatomique de l'animal, on piquera toujours en même temps la plèvre.

On n'évitera le poumon que si l'instrument est enfoncé pendant l'expiration et près de la ligne médiane.

Pour ne pas traverser le myocarde et éviter de pénétrer dans la cavité même du cœur, il importera de ne pousser qu'une certaine longueur du trocart, suffisante pour atteindre à une profondeur déterminée et laisser la canule dans le péricarde, insuffisante pour aller jusqu'au centre du cœur.

Le myocarde étant épais particulièrement au niveau des ventricules qui sont exposés à la piqûre, cette condition est facile à réaliser.

Toute quantité de liquide qui de dépassera pas 36 centim. cubes demeurera au moins un certain temps à l'intérieur du péricarde. Au-delà de cette limite, le liquide refluera au dehors de la séreuse et suivant toutes probabilités cette quantité rejetée passera dans la cavité pleurale en raison des rapports anatomiques restés normaux sur l'animal vivant non mutilé, soumis à l'expérience.

Enfin quand la quantité de liquide injectée dépasse 36 centim. cubes, on sent une résistance : pour pousser le piston de la seringue on doit exercer une pression plus forte.

CHAPITRE II

DE L'ACTION DE L'URÉE SUR LE PÉRICARDE DE L'ANIMAL SAIN

Nous savons, maintenant, en vertu des deux expériences précédentes qu'une quantité de liquide qui ne dépasse pas 36 centimètres cubes, peut être introduite dans la cavité du péricarde d'un chien.

Il s'agit maintenant d'établir si le péricarde sera irrité par une certaine proportion d'urée en solution aqueuse, qu'on transportera dans sa cavité.

Quelle quantité d'urée convient-il d'injecter dans le péricarde pour amener ce résultat ?

Les données de la science sur ce point étant nulles d'après ce que nous savons du moins, il convient de chercher un guide dans les enseignements de la physiologie et de l'anatomie. Supposons qu'un homme adulte soit exactement placé dans les conditions expérimentales sur lesquelles M. Gréhant a établi les conclusions citées plus haut; supposons que, de même que l'animal auquel il avait lié les uretères, ses reins n'excrètent plus d'urine. En 24 heures, dit cet auteur, la quantité d'urée accumulée dans le sang est égale à celle que l'animal aurait excrétée dans le même temps (*loco citato*).

L'homme éliminant normalement en moyenne 24 gram. d'urée, conservera ces 24 gram. dans le premier jour que ses reins seront arrivés au maximum de dégénerescence anatomique. La masse totale de sang humain étant en poids de 6.642 gram. (Malassez, Dict. Encyclopédique, art. *Sang de Carlet*), pendant une première journée d'anurie complète ce liquide renfermera à peu près la deux cent soixante-seizième partie de son volume d'urée. Le sang ne constituant que la neuvième partie du poids total du corps, l'économie ne sera que faiblement saturée du produit en question.

D'autre part, le cœur pesant en moyenne 272 gram., et cet organe étant la deux cent quarantième partie du poids total du corps (art. *Cœur*, du Dict. Encyclopédique, Chauveau et Arloing), il recevra de la masse totale du sang la deux cent quarantième partie de ce que reçoit toute l'économie pour sa nutrition. Mais du poids total du corps mentionné en dernier lieu, il faut enlever les 6.642 grammes de sang qui ne se donnent rien à elle-même évidemment. D'où le calcul suivant.

Un homme pèse à peu près 58.638 grammes que nourrissent 6.642 grammes de sang.

En supposant que les parties de l'organisme soient irriguées proportionnellement à leur poids, le cœur recevra pour son fonctionnement la deux cent quarantième partie de ce que reçoivent les 58.638 grammes (poids de l'économie). Celles-ci reçoivent 6.642, il recevra le quotient de la division de 6.642 : 240, soit 27 gram. 50. Les 27 gram. 50 de sang que le cœur et le péricarde qui lui est adjacent recevront pour leur part, contiendront la deux cent quarantième partie de l'urée que contient la masse totale du sang, c'est-à-dire en vertu d'une règle de proportion, basée sur ce que tout le sang contient d'urée, environ 9 centigram. d'urée et quelques milligrammes en sus (v. observ. VI).

Il est évident que l'anurie continuant la proportion d'urée dont le sang sera le véhicule, augmentera d'une manière continue. En supposant que les excrétions gastro-intestinales supplémentaires qui se montrent alors chez l'homme brightitique et chez l'animal en expérience n'en éliminent pas, comme la durée de la vie ne dépasse pas trois ou quatre jours chez le premier comme chez le second, le sang qui arrosera le cœur et par suite le péricarde, finira par y amener 36 centig. à 37 centig.

Ceci établi, nous injecterons dans la séreuse citée des quantités trente et quarante fois plus fortes de cette substance, et inopinément (ce qui n'a pas lieu ni par la ligature des uretères, ni par l'affection brightique), sur des chiens dont la fonction rénale ne sera ni entravée ni supprimée.

II. — *Expériences ayant pour but d'établir l'influence de 10 grammes d'urée sur le péricarde*

Expérience III.

Le 29 janvier, dans le péricarde d'une chienne de race bâtarde pesant 3 kilogrammes, on injecte 10 grammes d'urée en solution dans 10 grammes d'eau (solution saturée).

Cet animal est bien portant, et n'a servi à aucune expérience.

Le trocart capillaire, muni de sa canule, est enfoncé dans le 4e espace intercostal gauche, à 2 centimètres à peu près de la ligne médiane (région précordiale), suivant une obliquité de dehors en dedans, d'avant en arrière, dans le point qui correspond au maximum d'intensité des battements cardiaques.

Abandonné à lui-même, l'instrument est agité de grands mouvements isochrones à ceux de la respiration. Il est difficile de saisir de petites vibrations isochrones aux pulsations artérielles. Dans ces conditions on injecte, à 4 heures du soir, 5 grammes de la solution. L'instrument est alors retiré, et l'on plonge dans le même espace en suivant une direction un peu différente. Cette fois, les petits mouvements du trocart isochrones au pouls sont manifestes. Le trocart retiré, la canule restée en place subit de même les impulsions cardiaques. On retire légèrement la canule pour la placer dans la cavité du péricarde, et l'on pousse les 5 autres grammes de la solution.

L'arrivée du liquide a d'ailleurs déterminé une grande agitation, ce qui prouve qu'il est arrivé au lieu qu'on se proposait d'atteindre.

L'animal, aussitôt détaché, expectore à plusieurs reprises une écume blanc jaunâtre épaisse (en tout deux cuillerées à soupe). Il se promène un peu, puis se couche, la tête appuyée sur les pattes, en toussant à plusieurs reprises. Il est agité d'un tremblement musculaire. Gaieté diminuée. Plaintes de temps à autre. Avant l'opération on obtenait facilement qu'il se dressât sur ses pattes de derrière; il se contente à présent de tourner ses regards vers nous sans répondre à l'appel.

30 janvier. L'animal est revenu complètement à son état normal. Absence de fièvre. Il fait le beau volontiers.

3 h. 45. On le tue par l'électrisation du cœur, à l'aide d'une aiguille introduite dans une des cavités ventriculaires. Il meurt en quelques secondes, le cœur s'arrêtant sous l'influence du courant faradique, et la respiration continuant quelques instants après que le pouls a cessé de battre.

L'autopsie, immédiatement pratiquée, permet de constater l'existence d'une fausse membrane très-fine, très-peu adhérente sur le péricarde viscéral. Elle occupe la partie supérieure du ventricule droit à sa base, au-dessous du sillon auriculo-ventriculaire, ne s'étendant ni sur l'oreillette du même côté, ni sur le portion inférieure du même ventricule, ni sur le sillon interventriculaire. Son diamètre représente celui du quart d'une pièce de 20 centimes.

La lame antérieure du lobe moyen du poumon gauche a été perforée par le trocart.

On ne retrouve sur le cœur la trace d'aucune autre piqûre que celle que vient de faire l'aiguille introduite pour l'électrisation de l'organe; cette piqûre existe sur la paroi postérolatérale du ventricule droit, l'instrument ayant été poussé par le côté droit du corps de l'animal.

Recherche et dosage de l'urée.— 105 cent. cubes de sang, traités comme il est dit dans la Chimie médicale de Méhu, ne contiennent aucune trace d'urée à l'appareil Regnard.

Cette expérience nous met en présence d'un très-léger degré de péricardite sans aucune autre lésion viscérale, malgré le traumatisme exercé sur la plèvre et le poumon gauches et bien que l'expuition spumeuse qui a suivi l'opération pût faire craindre une lésion pulmonaire intense. Le liquide introduit suivant toutes probabilités dans le péricarde a donc été absorbé puisqu'on ne l'y retrouve plus vingt-quatre heures après l'expérience, et comme le sang ne contient pas traces d'urée, celle-ci a été absorbée et rapidement éliminée.

Expérience IV.

4 février. Chien de chasse d'arrêt de taille moyenne (race croisée) pesant 10 kilos. Cet animal a déjà servi à plusieurs expériences; il porte sur la tête la cicatrice d'une incision cruciale, et aux pattes des marques d'incision ayant eu pour but de découvrir des veines. Actuellement il est pleinement rétabli, et se nourrit très-bien.

L'introduction du trocart capillaire a lieu sans difficulté et d'emblée dans la cavité du péricarde. L'instrument a été poussé pendant une expiration, pour éviter le poumon, et un peu plus avant que dans l'expérience précédente. Il est agité de petits mouvements vibratoires témoignant des pulsations cardiaques, car ils sont isochrones au pouls.

A 1 heure injection de la solution saturée d'urée, 10 grammes pour 22 cent. cubes et demi d'eau distillée.

Les deux premières seringues, de chacune 5 grammes, sont poussées sans incident; mais à la troisième l'animal est pris d'agitation et d'angoisse. On modère alers la vitesse de l'injection; ces phénomènes calmés, la dernière dose s'injecte sans difficulté ni accidents (1 h. 30).

L'animal, mis en liberté, ne paraît pas inquiet. Rien de particulier à noter dans ses allures, si ce n'est trois selles moulées successives, à 10 minutes d'intervalle, et une urination abondante consécutive. Pendant plusieurs heures que nous l'observons, son état général reste identique à celui qu'il présentait avant l'opération.

5 février. Animal un peu endormi depuis hier. Il a cependant mangé comme d'ordinaire.

Le 6. Bon état. Museau frais. Habitus normal, rien de particulier.

2 h. 45. On le tue par faradisation du cœur.

Autopsie à 3,45.

Le poumon n'a pas été perforé.

On retrouve sur le cœur la trace de deux piqûres. L'une, celle d'avant-hier, siége près de l'oreillette gauche ; pas de fausse membrane à son niveau ; l'autre, pratiquée par l'électrisation, occupe un point de la partie supérieure du ventricule droit en avant ; elle est récente, le péricarde ; n'est pas congestionnée comme à la périphérie de la première, plus ancienne. Cette congestion forme une toute petite tache aréolaire à peine perceptible ; d'ailleurs, absence d'exsudat et de néoformation.

A la partie moyenne du ventricule droit existe de l'injection sous-péricardique. C'est une ecchymose regardant exactement la droite de l'animal ; son diamètre est celui d'un pain à cacheter, son apparence se rapproche de celle d'une fausse membrane récente, mais le scalpel ni l'eau ne le détachent. Il n'y a nulle part, ailleurs, trace de péricardite sèche, aucune adhérence ni saillies. Les vaisseaux apparaissent à la surface du cœur, gorgés de sang et dilatés.

Nous trouvons en outre, dans la cavité du péricarde, deux caillots de sang noir du volume chacun d'une petite noisette. Analyse de 95 g. de sang traitées comme précédemment et soumis à l'appareil Régnard. Absence totale d'urée.

55 cent. cubes d'urine recueillie tant pendant une mixtion de l'animal au moment de la mort, que dans la vessie pleine à l'ouverture du cadavre, contenant 17 gr. 934 d'urée.

Nous n'assistons donc ici ni à la production d'une péricardite ni à aucune lésion viscérale autre que celle déterminée par le léger traumatisme expérimental. Ces lésions sont fort légères.

L'urée a été éliminée.

Et la quantité d'urée contenue dans l'urine correspond à un état un peu au dessous de la moyenne normale.

En somme, une quantité de 10 gram. d'urée introduite dans un péricarde de chien en pleine santé et en réalité brusquement est insuffisante à produire une péricardite néomembraneuse telle que nous en avons observé en clinique chez des urémiques.

L'urée est absorbée par le péricarde et si vite éliminée qu'on ne peut la retrouver dans le sang, 24 heures après l'injection.

Cette absorption de liquide par la séreuse a déjà été observée on se le rappelle dans l'expérience 2 de cette étude.

Les solutions de 10 gram. d'urée dans 10 gram. d'eau, et de 10 gram. de la même substance dans 22 gr. 50 de liquide quand elles sont effectuées, ont un volume moindre que 35 centim. cubes. Aussi conformément aux expériences 1 et 2, ne refluent-elles pas du péricarde, puisqu'elles ne dépassent pas la limite de contenance de cette cavité sur les animaux dont nous nous servons.

III. — *Expériences ayant pour objet de constater l'action de 20 grammes d'urée sur le péricarde*

Expérience V.

Le 8, à 2 heures. Chien roquet croisé, de petite taille, pesant 6 kil. L'animal n'a servi à aucune expérience ; il a bonne apparence et n'est pas amaigri. On injecte, par les procédés décrits, une solution saturée à 20 gr. d'urée dans 28 cent. cubes d'eau distillée. Le véhicule est tellement chargé de sel que les parois du vase qui le contient s'imprégnent d'un dépôt blanchâtre. Effectuée, la solution cube 41 cent. cubes.

L'injection de la première seringue (5 gram.) cause seule à

l'animal de l'agitation ; un peu de salivation ; cris ; gémissements ; le pouls est ralenti. Le reste de la solution est poussé sans qu'il se manifeste de phénomène particulier. On agit d'ailleurs avec lenteur.

L'animal est détaché. Il se couche, se roule, se tourne et se relève ; il paraît souffrir considérablement ; il finit par rejeter du mucus filant et spumeux à plusieurs reprises, en tout, trois cuillers soupe.

2 h. 15 Gémissements.

Respiration suspireuse saccadée, bruyante à l'expiration et fréquente. Le museau se sèche ; les yeux se ferment comme involontairement ; abattement.

P. 142, R. 54 (2 h. 40). Cette double constatation est le résultat d'un quadruple examen. A ce moment, l'agitation continue.

Soif excessive ; en moins d'une heure, l'animal boit quatre fois abondamment.

Enfin l'expectoration cesse avec l'agitation (3 h. 15). L'animal demeure debout, la tête tendue en avant et refuse de se coucher. Mouvements des côtes toujours fréquents. Museau frais.

Le 9. L'abattement est très-grand. L'animal est demeuré couché toute la journée, a très-peu mangé. Le soir, amélioration.

Le 10. L'animal est à peu près revenu à son état normal. A 3 heures, il est tué par faradisation du cœur.

L'*autopsie*, immédiatement pratiquée, donne les résultats suivants :

Les deux cavités pleurales sont pleines d'un liquide séreux. On observe des adhérences qui maintiennent unis les deux feuillets, mais seulement à la partie supérieure de ces cavités ; elles sont constituées par des tractus assez larges transparents au nombre de 8 à 10 c. de chaque côté. Ces tractus se prêtent d'ailleurs sans se déchirer à l'écartement de l'intérieur des cavités et ne se rompent que si on force le mouvement. La cavité du péricarde en elle-même est absolument saine sur ses deux feuillets. Nulle part il n'y a d'ecchymose ni de néomembrane.

On trouva sur le myocarde la trace de différentes piqûres nécessitées par l'expérience entière : elles ne sont le siége d'aucune inflammation périphérique.

Le trocart avait pénétré par le 5e espace intercostal. Analyse de 100 g. de sang. Absence complète d'urée.

Une pleurésie double constituée par un épanchement séreux en forte proportion, eu égard à sa date récente ; néomembranes jeunes aux deux sommets, parfaitement organisés.

Absence de péricardite et de toute autre lésion viscérale.

L'élimination de l'urée a été complète.

Expérience VI.

13 février, 2 h. 55. Chienne croisée de terrier. Poids 9 kil.

L'injection se fait par le 4e espace intercostal. Le trocart est introduit tout près de la ligne médiane et perpendiculairement. La solution de 20 gr. d'urée dans 25 cent. cubes d'eau distillée mesure 38 cent. cubes. Elle est poussée doucement. A la première seringue (5 gr.), agitation, cris, trouble de la circulation ; le pouls devient petit, intermittent et de plus en plus rare ; Bientôt on ne le sent plus, bien que le choc du cœur continue à se transmettre également en force et en vitesse par la canule maintenue en place. On interrompt cependant l'opération pendant cinq minutes jusqu'à réapparition des pulsations artérielles. On continue alors l'injection graduellement jusqu'à ce que toute la solution soit injectée. A l'avant-dernière dose de 5 cent. cubes, l'animal est pris de sortes d'étouffements accompagnés de râles trachéaux. L'animal, entièrement détaché, est pris à plusieurs reprises de cette sorte de toux étranglée sans expectoration, malgré des efforts violents. Il se couche et paraît fort abattu.

A 3 h. 25, répétition de l'accès d'étouffement. Respiration bruyante à l'expiration. L'animal se lève, puis il se recouche et demeure en cette position ; grand abattement ; deux accès à cinq minutes d'intervalle. Pouls 120, respiration 32 par minute.

Enfin l'animal se tient couché et sommeille.

A 3 h. 55. Même situation. Il ne s'est produit aucun nouvel accès. Museau frais.

5 h. Même observation.

Le 14, 2 h. 55. R. 36, P. 160.

L'animal, depuis hier, a un peu mangé. Il est demeuré couché presque constamment.

Le 15. L'animal a mangé et bu comme d'habitude pendant les vingt-quatre heures. On le trouve, à 1 heure, debout. P. 128, R. 24.

La dyspnée a disparu. Les côtes ne se soulèvent plus à des intervalles aussi rapprochés ; pas d'inspirations forcées. Museau frais.

L'animal est sacrifié à 2 h. 50 par faradisation du cœur,

Autopsie pratiquée immédiatement après la mort. — La piqûre intercostale et la perforation péricardiaque correspondante sont retrouvées; mais le feuillet viscéral du péricarde pas plus que le myocarde sous-jacent n'ont été lésés.

Il existe une plaque laiteuse sous le péricarde viscéral; elle occupe le tiers de l'oreillette gauche. C'est là une lésion ancienne, non superficielle.

Absence de péricardite récente.

Les deux plèvres sont, au sommet, adhérentes par de longs tractus certainement récents. Ces tractus sont très-fins, blancs et n'ont pas cette apparence rubanée constatée dans la dernière expérience.

Epanchement pleural double un peu moindre que précédemment. C'est une sérosité rougeâtre qui laisse déposer de la fibrine en notable quantité. On en recueille 20 grammes

Il n'y a d'ailleurs aucun dépôt fibrineux sur les parois des cavités pleurales et le péricarde n'adhère pas aux plèvres.

Le bord du lobe moyen du poumon gauche a été perforé par le trocart. Il présente, au point correspondant à l'ouverture intercostale et à la piqûre du péricarde sous-jacente, une plaque rouge sombre qui tranche sur la coloration rosée du reste du poumon. Cette plaque, du diamètre d'une pièce de 50 centimes occupe toute la partie antérieure du lobe; elle se prolonge en profondeur et envahit toute l'épaisseur de la région : en cet endroit le poumon se déchire facilement sous le doigt, le lambeau enlevé comparé à même quantité du reste du lobe sain ne surnage pas l'eau.

On recueille 50 grammes de sang.

Les opérations chimiques conduites comme dans les précédentes expériences ne font reconnaître la présence de l'urée ni dans la sérosité pleurale, ni dans le liquide sanguin.

En résumé : Une pleurésie double néomembraneuse avec épanchement à la base. Pas de péricardite. Un point de pneumonie traumatique mais sans adhérence pleural correspondant à l'inflammation limitée.

L'existence de la pleurésie dans ces deux expériences est remarquable. En effet, l'inflammation pleurale n'a pas eu lieu aux points touchés par le traumatisme, malgré la pneumonie traumatique développée dans le dernier cas.

Nous penserions plus volontiers que la quantité de liquide que nous avons injecté ayant dépassé la limite de tolérance du péricarde (35 centim. cubes) que nos premières expériences ont permis de constater, une portion de ce liquide a reflué dans la plèvre ambiante. La dose d'urée étant d'ailleurs énorme, elle a suffi pour provoquer chaque fois une pleurésie. D'après les expériences I et II il ne reflue en réalité qu'une faible quantité du liquide injecté dans la cavité péricardiaque, il est très-probable que le reste en quantité de 30 à 35 centim. cubes est demeuré dans le péricarde : par conséquent, nous nous croyons en droit d'établir avec autant de certitude que ces expériences peuvent en donner, que tandis qu'il faut un très-petite quantité d'urée pour donner lieu à une pleurésie, par irritation immédiate des séreuses pleurales, une très-forte proportion de cette substance est impuissante à amener la péricardite. Dans les deux cas d'introduction intra-pleurale et intra-péricardique, l'urée résorbée par les tissus ne se retrouve ni dans le sang comme nous l'avions déjà constaté dans les expériences 3 et 4, ni dans l'épanchement inflammatoire qu'elle paraît avoir déterminé par sa présence.

CHAPITRE III

ACTION DE L'URÉE SUR LE PÉRICARDE DES ANIMAUX URÉMIQUES.

Nos expériences ont établi que le péricarde des chiens résistait à l'action directe de l'urée; on doit donc se demander si la dose employée, quelle que massive qu'elle ait été, ne s'est pas trouvée dans l'impossibilité d'irriter le pericarde en raison de son absorption trop rapide et de sa non moins prompte élimination.

Pour éviter cette objection nous avons pensé qu'en accumulant l'urée dans le sang des animaux par les procédés comme celui de la ligature des uretères, nous serions au bout de 24 vingt-quatre heures dans les conditions que nous avons supposé en tout points d'accord avec celles qui ont motivé les conclusions de M. Gréhant, et que le sang chargé de ce principe baignant le cœur et le péricarde à l'intérieur, cette séreuse serait certainement plus propre à subir l'action phlogogène de l'urée, celle-ci se trouvant dès lors dans l'impossibilité de filtrer par les reins. Agissant ainsi, nous ne ferons que surajouter une forte quantité d'urée a celle que renfermera le sang, mais par l'intermédiaire du péricarde; cette substance restera forcément en contact plus prolongé avec la membrane ; le liquide sanguin, renfermant déjà de l'urée et tout les autres produits d'excrétion de l'urine aura suivant toutes probabilités moins d'affinité pour se charger d'un produit de desassimilation entrant brusquement dans l'économie.

IV. — *Expériences concernant l'action de l'urée sur le péricarde d'animaux saturés d'urée et des autres principes de l'urine, c'est-à-dire rendus urémiques par la ligature d'un ou de deux uretères.*

Expérience VII.

24 février. Chien loup croisé pesant 8 kilogrammes; longs poils; taille moyenne.

L'animal est chloralisé (4 gr.50 de chloral) par l'injection intraveineuse. On lui pratique la ligature des deux uretères. L'opération est terminée à 4 heures 15. On fait enfin la suture des lèvres de chaque plaie.

L'animal restant sous l'influence de l'anesthésique est placé près du feu pour éviter qu'il se refroidisse. Il n'avait d'ailleurs servi à aucune expérience et jouissait d'un état de santé en apparence normal.

Réveil à 4 h. 50, mais il ne cesse jusqu'à 6 h. 30 de pousser des gémissements et de se plaindre, il ne peut, même à cette heure, se tenir debout. Cris dès qu'on le touche. On l'emporte.

25 février. Il est demeuré couché toute la journée. A cessé de crier et de gémir même quand on le touche. A mangé. N'a pas vomi. Diarrhée.

26 février, 2 h. 15. Demeure dans la station couchée. Refroidissement général. Il faut l'apporter.

2 h. 30. Injection dans le péricarde de 20 gr. d'urée dans 25 cent. cubes d'eau. L'introduction de cette solution qui cube en tout 38 centimètres se fait comme dans les expériences précédentes avec le même appareil et les mêmes précautions expérimentales. L'animal s'agite et crie dès la première seringue, à la deuxième les battements du cœur deviennent plus forts et plus précipités. Il se débat d'ailleurs peu; grande terreur et affaissement général. Le reste de l'opération se passe sans incident.

2 h. 40. Quelques instants après avoir été détaché, contracture à la patte antérieure droite ; cette contracture se dissipe après

quelques instants. L'animal demeure d'ailleurs à plat sur la table puis s'accroupit sur ses quatre pattes. Il faut le mettre à terre.

2 h. 45. R. 32. L'animal demeure couché ne marchant de temps à autre qu'à grand'peine, il semble que le train postérieur du corps ne puisse suivre le train antérieur : démarche très-lente. Il boit en demeurant couché.

Le pouls se sent à peine : il est incomptable. Abattement extrême. Il va bientôt chercher un coin dans l'obscurité où il se couche.

3 h. 10. Marche vacillante; l'animal tremble à chaque instant des quatre pattes. Il est obligé de s'appuyer le long du mur pour ne pas tomber.

3 h. 15. Il se lève, fait quelques pas, sa tête se lève et s'abaisse comme pour faire des mouvements d'inspiration forcés, cela à trois reprises différentes; les quatre membres s'étendent. L'animal est mort.

Autopsie à 3 h. 45. Bave à la gueule et sur le museau aux narines. Pleurésie double : épanchement sanguin. Absence de fausses membranes. Poumons marbrés, œdématiés. A la coupe issue de spume blanc rosé. Sur le lobe supérieur gauche traces de lymphangite.

Œdème du tissu cellulaire péricardiaque. La séreuse du cœur a été piquée en l'endroit correspondant au quatrième espace; le trocart a pénétré sur le ventricule droit (partie supéro-antérieure) sans aller jusqu'à l'endocarde. La cavité du péricarde ne contient qu'un petit caillot de sang filiforme sur la paroi ventriculaire. Absence de liquide et nulle trace d'inflammation.

L'uretère du côté droit a seul été lié. Le rein correspondant est d'ailleurs petit. On n'y distingue plus la substance médullaire de la corticale qui semble atrophiée (altération ancienne).

L'uretère gauche est libre. C'est une artère mésentérique que l'on a lié à sa place. Le rein de ce côté est d'un volume double de l'autre : il est absolument normal.

On recueille la totalité du double épanchement sanguin pleural, pesant 67 grammes. On prend également 30 gr. de sang.

Le liquide pleural contient à l'appareil Noël 35 cent. d'urée, e liquide sanguin 1 milligr.

Conclusions. — Cet animal étant déjà malade, on ne peut

tirer d'autres conclusions de cette expérience que l'absence d'une péricardite, malgré le double assaut livré à l'organisme déjà sous le coup d'insuffisance urinaire probable ainsi que le prouve l'analyse du sang.

Quant à la pleurésie, elle s'explique par la quantité trop forte de liquide injecté et le reflux certain d'une portion de la solution dans la plèvre.

Expérience VIII.

1er mars. Jeune terre-neuve de bonne santé. Poids 10 kilos. Anesthésie avec 5 grammes de chloral (injection intraveineuse). La ligature des deux uretères est terminée sans incident à 2 h. 45. Sutures des deux plaies. On le place ensuite auprès du feu.

A 3 heures réveil, mais l'ivresse chloralique dure jusqu'à 4 h. A 5 heures il vomit des matières alimentaires.

2 mars. Depuis hier il est demeuré couché, flairant la nourriture qu'on lui apporte mais se refusant à y goûter.

2 h. 40. P. 164. R. 32. Le pouls est irrégulier, intermittent Museau chaud et sec.

3 h. 10. Injection dans le péricarde de 38 c. c. d'eau distillée contenait 20 gr. d'urée en tout 42 c. c., en employant les procédés décrits et les précautions que l'on sait. On observe pendant l'opération des troubles dans les contractions cardiaques, mais les doses peuvent être consécutivement poussées sans qu'on soit obligé d'interrompre. A 3 h. 10 l'animal est détaché.

3 h. 20. R. 40. P. 152. Il pousse de petits gémissements et se retourne de temps à autre pour se recoucher. Mais ne se promène pas.

3 h. 45. R. 32. P. 152. L'animal ne peut tenir en place changeant alternativement la station couchée pour la station debout, mais ne se promène pas. Gémissements et cris de temps à autre.

4 h. 10 R. 44. P. 176. Le pouls est petit. Il refuse de boire et de manger.

5 h. Mêmes symptômes sans que rien ne fasse prévoir une mort prochaine.

Le lendemain matin on trouve en arrivant l'animal mort à son chenil. Il est froid et déjà raide. Absence de vomissements ou de diarrhée. Pendant qu'on le place sur la table d'autopsie il sort de la gueule un liquide jaune verdâtre sale, et d'odeur infecte : ce liquide est recueilli.

Autopsie le 3 mars, à 2 h. 30. Absence de pleurésie. Les poumons sont congestionnés et friables, mais par portions très-limitées. Ils surnagent en toutes leurs parties. Ces organes sont œdématiés. Absence complète de péricardite. On retrouve sur la paroi costale (4e espace) la perforation produite par le trocart, mais il ne se voit ni sur la surface externe du sac péricardique, ni sur ses parois viscérales de traces de piqûre. Il existe d'ailleurs une abondance de graisse péricardique. Le tissu cellulaire environnant n'est pas œdématié. Le myocarde ni l'endocarde n'offrent de traces de lésions. Estomac rouge par places ; ses plis sont fort accusés, et quelques-uns sont le siége d'une évidente congestion à leur sommet. Cet organe contient un mucus épais, visqueux, de coloration analogue à celle du liquide exhalé de la gueule de l'animal. On le lave ainsi que son contenu dans l'alcool absolu mélangeant au tout le liquide en question. Les matières qui demeurent dans l'alcool forment un poids de 10 gramme. Sang en petite quantité encore assez liquide. 50 gr. sont recueillis. Les deux urètères ont effectivement été liés au même niveau, aussi y a-t-il absence complète d'urine dans la vessie.

Les deux reins sont tendus, volumineux, comme rénitents. A l'incision il sort un liquide ; d'abord de coloration jaune sale, puis rougeâtre. On le voit soudre de la substance corticale, et de la substance médullaire (des pyramides), au fur et à mesure qu'on avance dans la coupe. Entre les pyramides gonflées et turgescentes décoloration un peu plus rouge que normalement ; on suit bien plus loin que sur des organes sains, les calices sous forme de ramifications fibreuses blanches dont les fins déliés séparent nettement chacune des portions de la substance tubuleuse. Evidement les réservoirs de chaque système excréteur des reins ont été distendus. On a sous les yeux un début d'hydronéphrose double ; il y a déjà là un premier degré d'atrophie des portions centrales du rein. Les reins se décortiquent aussi facilement que d'ordinaire de leur capsule ; ils sont lisses, mais leur substance périphérique sous-capsulaire est marbrée d'ecchymoses se prolongeant de 2 ou 3 millimètres dans la substance corticale. Ces altérations sont absolument symétriques. Le liquide rénal est recueilli en entier. 37 gr.

On trouve à l'appareil Noël :

Dans les 37 gr. de liq. rénal, 15 cent. d'urée
50 gr. de sang, 63 millim. »

Quant au liquide gastrique, absence complète d'urée. D'ailleurs l'autopsie a évidemment été faite trop longtemps après la mort pour qu'on puisse retrouver beaucoup d'urée. Cette substance devait se trouver décomposée en partie en carbonate d'ammoniaque sous l'influence d'une ulcération cadavérique de liquides qui la renferment.

Conclusions. — Pas de péricardite malgré la saturation urémique, pas de pleurésie malgré la forte dose de liquide introduite et malgré l'état général de l'animal dont la fonction urinaire était brusquement supprimée depuis 24 heures.

Remarque. — L'analyse des liquides faite d'abord par l'appareil Regnaud n'a pas fourni de résultat, bien qu'elle fût toujours faite à l'aide des mêmes solutions et du même appareil, et que cet appareil préalablement essayé sur de l'urine humaine eût donné des résultats satisfaisant.

L'appareil Noël ne fut également mis en usage qu'après essai sur l'urine humaine ainsi que sur une solution titrée d'avance : on compara les résultats à ceux de l'appareil Regnaud. Les réactifs était préparés de la même façon et les opérations chimiques conduites dans tous les cas identiquement ; les résultats chimiques exposés peuvent être considérés comme exacts.

En résumé, bien qu'on supprime la fonction urinaire d'un animal, on ne peut provoquer la péricardite par l'injection d'une dose aussi forte de 20 grammes d'urée dans le péricarde de cet animal, à un moment où il n'élimine plus aucun des principes de l'urine.

En raison de l'absorption rapide de l'urée quand elle est introduite dans le péricarde de l'extérieur dans l'intérieur, il était intéressant d'examiner si l'injection d'une solution de la même substance par les artères coronaires allant par conséquent irriguer la substance du cœur et la séreuse péricardiaque ne déterminerait pas de lésions.

CHAPITRE IV.

DE L'ACTION DE L'URÉE INTRODUITE DANS L'APPAREIL CIRCULATOIRE DU CŒUR (ARTÈRES CORONAIRES) CHEZ UN ANIMAL RENDU URÉMIQUE.

EXPÉRIENCE IX.

Chien terre-neuve bâtard, pesant 13 kilog.

10 mars. Chloralisation (4 gr.) par injection intra-veineuse. Sans accidents; on lui lie les deux uretères : cette opération est terminée à 3 h. 20 sans accidents. On remarque que déjà sa cavité péritonale renferme plus de liquide qu'à l'état normal. Suture des deux plaies.

11 mars. 1 h. 45. L'animal est tourmenté par une soif abondante. Il boit avec vivacité pour rejeter presque immédiatement le liquide mêlé à de la bile jaune. Il n'a d'ailleurs pas mangé depuis hier étant demeuré la plupart du temps couché ou assis; grand abattement.

R. 20. P. 152.

Le pouls est petit, sans résistance.

2 h. 15. L'animal est chloralisé de nouveau, 2 grammes suffisent. On lui prend alors la carotide gauche au cou dans laquelle on entre à frottement une sonde en gomme de calibre choisi; inclinant en même temps l'instrument et l'artère qui le contient vers la droite de

l'animal, on pousse la sonde dans la direction exacte de la crosse aortique de façon que la sonde, au lieu de suivre l'aorte descendante, s'engage en contournant la concavité de la crosse dans la portion ascendante. C'est ainsi que le Manuel opératoire avait été étudié précédemment sur un animal mort. La sensation d'une résistance indiqueque l'extrémité de la sonde est arrivée sur les valvules sigmoïdes : la longueur du tube engagé correspond en effet à la distance qui existe entre ces valvules et le cou de l'animal ; ce double signe est un garant que l'instrument qui jusqu'alors était entré sans difficultés, ne s'est pas engagé dans l'aorte descendante. Toutes les précautions ont été prises pour éviter une forte perte de sang. La sonde avait été bouchée à l'aide d'un fosset, la carotide pressée dans une serre fine à quelque distance au dessous de la section de telle sorte qu'on avait primitivement introduit l'instrument dans une portion d'artère vide, ne dégageant celle-ci de la pince qu'une fois la sonde comblant exactement la lumière du vaisseau. Celui-ci fut alors lié sur la sonde à l'aide d'un fil de caoutchouc suffisamment serré pour empêcher la dilatation de la carotide sous l'effort de l'ondée sanguine, suffisamment lâche pour permettre le glissement, l'entrée de cette sonde dans son fourreau artériel. On le pousse de telle sorte que l'œil terminal regarde exactement la partie antéro-postérieure du corps de l'animal, c'est-à-dire corresponde à l'embouchure des artères coronaires.

Ceci fait, débouchant vivement l'extrémité extérieure de la sonde, on introduit sur le champ l'extrémité d'une seringue contenant une solution de 20 grammes d'urée dans l'eau (38 centim. cubes en tout), cette solution est poussée vivement sur les sigmoïdes (2 heures 45 m.). Ce dernier temps de l'opération a été si rapidement exécuté que l'animal n'a perdu qu'une insuffisante quantité de sang.

On lie enfin le vaisseau en même temps qu'on retire tout l'appareil.

L'animal est placé près du feu.

Réveil à 3 heures sans cris ni gémissements. L'animal demeure tel quel, couché à terre de tout son long.

R. 28, très-profonde.

P. assez ample, 154.

Museau frais.

5 h. 30. Il se lève et marche et vomit une forte quantité de glaires bilieux (bile jaune).

6 h. 30. Il se lève et marche de nouveau.

Il boit et rend presque immédiatement sa boisson.

Refus de manger.

12 mars. Ce matin à 6 h. 45 on le trouve mort, le museau coloré par de la bile. Déjà froid et raide.

Autopsie à 2 h. 35. Les deux uretères avaient effectivement été liés. Ils sont distendus au-dessus des fils comme des boudins.

Les deux reins correspondants sont volumineux et extrêmement distendus (rénitence). A la section s'écoule une grande quantité de liquide séreux gris sale contenant une forte proportion de sérosité rougeâtre. Distension extrême des calices dont la texture fibreuse se poursuit visiblement bien avant dans la substance médullaire. La substance corticale de même que la tubuleuse est refoulée et gonflée. Les vaisseaux sont également volumineux bien qu'aucune artère ni veine n'ait été liée avec les uretères : ils ressemblent à des cordons jaunâtres de la grosseur d'une grosse plume d'oie.

Le péricarde est sain, mais le tissu sous-péricardiaque est parsemé de taches rosées de plaques blanc jaunâtre. Les artères coronaires apparaissent notablement dilatées.

L'examen microscopique d'une plaque jaunâtre montre qu'il y a par places disparition absolue des fibres, striées, transformées en granulations graisseuses (altération ancienne).

Injection des valvules sigmoïdes, mais elles n'ont pas été forcées.

Absence de pleurésie ; absence de lésions pulmonaires.

Grande quantité de liquide rouge-brique dans la cavité péritonéale.

Conclusions. — Nous avons injecté, le plus près possible des artères coronaires, une dose énorme d'urée, cette solution a évidemment passé en partie dans les artères coronaires, mêlée qu'elle était pendant la systole au sang venu du ventricule gauche ; celui-ci à la diastole entre en partie dans ces artères. Cette substance a donc contribué à irriguer le myocarde et par suite le péricarde enveloppant. Elle a été absorbée et résorbée ; peut-être a-t elle transsudé dans le péricarde? en tous cas elle a imprégné tous ces tissus. Dans ces conditions, bien que l'animal fût en état de saturation urineuse par la ligature des deux uretères elle n'a pu provoquer ni péricardite ni lésion des organes adjacents.

CHAPITRE V.

DE L'ACTION DU CARBONATE D'AMMONIAQUE SUR LE PÉRICARDE

Bien que dans l'état actuel de la science on ne puisse admettre que l'urée se transforme dans le sang en carbonate d'ammoniaque (ce que nous avions exposé plus haut), il importe de se demander si ce sel n'aurait pas une action irritante sur le péricarde.

Cette préoccupation est d'autant plus admissible que la péricardite urémique a été considérée comme causée par le sel en question en ces termes :

« Il est vraisemblable que la pneumonie et la péricardite se rattachent aux modifications subies par le sang et peut-être à la présence du carbonate d'ammoniaque renfermé dans ce liquide (p. 201, Rein. Dictionn. encyclopédique) ; de la sorte on expliquerait la plus grande fréquence de ces altérations dans les voies pulmonaires et les séreuses.

L'urée en effet que nous introduisons brusquement dans la séreuse est absorbée avec grande rapidité par l'économie. Si donc, comme cela arrive au contact du mucus gastro-intestinal (Cl. Bernard), elle devait se transformer en carbonate d'ammonium, l'économie dans les conditions où nous opérons pourrait être considéré comme ne lui laissant pas le temps de cette décomposition, étant donné surtout les doses minimes que nous employons.

De plus, la solubilité du carbonate d'ammonium diffère de celle de l'urée. Elle n'est que de 1,8, c'est-à-dire que 8 parties d'eau dissolvent une partie de ce sel. Par suite nous ne pouvons injecter des doses comparativement égales à celles de l'urée. Cette question de doses n'a pas d'ailleurs toute l'importance qu'on serait tenté de lui attribuer, car si la résorption de l'urée transformé en carbonate d'ammoniaque s'opère par l'intestin, cette substance ne peut être qu'absorbée en petite quantité surtout étant donné son peu de solubilité; quand en effet nous introduisons dans l'économie une dose si énorme d'urée nous dépassons de beaucoup la quantité de cette substance qui existe chez des urémiques, à l'instant précis ou nous opérons surtout chez les animaux qui ne peuvent plus éliminer par les urines et dont la nutrition a subi une atteinte si brusque et si complète, comme je l'ai étudié plus haut.

De même quand nous introduisons une dose en rapport avec la tolérance de l'animal pour le sel ammoniacal qui est comme on sait toxique, nous avons déjà dépassé de beaucoup la quantité de ce sel que l'économie supporterait, si le fait était vrai, par suite de la décomposition de son urée, surtout au moment précis ou nous l'introduisons. Nous laissons à l'économie la fonction éliminatrice des organes rénaux pour permettre à l'animal de se relever de l'intoxication ammoniacale temporaire.

V. *Expériences ayant pour but de constater l'action du carbonate d'ammoniaque sur le péricarde d'animaux sains.*

Expérience X.

Jeune chien, roquet croisé d'arrêt; poids 6 kilos.

13 mars. On entre le trocart capillaire dans le 4e espace intercostal gauche. L'instrument étant animé de battements isochrones au pouls, rien ne sort par la canule laissée en place et libérée de son trocart.

A 3 h. 45, j'injecte 5 grammes d'une solution contenant 0,60 cent. de carbonate d'ammoniaque. L'agitation et les cris sont bien plus intenses que lors des injections d'urée. La canule est bouchée avec le doigt. Quelques instants après, le doigt étant enlevé, rien ne ressort par la canule. Au bout d'une demi-minute, des jets de sang isochrones à la systole s'écoulent de la canule, et tout à coup le corps de l'animal est agité de convulsions; sa tête, renversée en arrière, les pattes battent l'air. La respiration continue à s'exécuter. On le détache; les convulsions continuent.

3. h. 55. Aboiements continus dans l'intervalle des convulsions; au bout de deux à trois minutes, l'animal se lève, fait quelques pas; il parcourt ainsi deux mètres péniblement et en vacillant, et tombe de tout son poids.

Les convulsions ont cessé. Aboiements aigus, répétés, plaintifs.

4 h. L'animal est étendu sans mouvement sur le côté. La respiration s'effectue, mais rare et profonde.

4 h. 5. Respiration accélérée. Pendant tout ce temps, le cœur n'a cessé de battre. En ce moment, l'animal est encore étendu à terre sur le côté. Ses paupières battent de temps à autre. Urination et salivation abondantes. Il voit; car, quand on approche le doigt de la cornée, il ferme vivement les paupières.

Ni contracture ni paralysie. Les convulsions n'ont pas reparu, insensibilité à la douleur. Mais le courant électrique maximum de l'appareil du Bois-Raymond l'excite violemment et si douloureusement qu'il se relève brusquement et s'enfuit en grognant. Il se réfugie en un coin et là demeure assis, mais appuyé aux parois du mur. Ne cesse de grogner pendant 25 minutes. Urination.

4 h. 30. L'animal se met à marcher en se lèchant les lèvres et demeure enfin assis sans soutien. Il parait rétabli, attentif à ce que l'on fait autour de lui et comprenant ce qu'on lui dit. Il lèche les diverses parties de son corps mouillées par l'urine et la salive.

4 h. 45 somnolence assez accusée. Il est demeuré assis tout ce temps. Refuse de boire.

4 h. 55. Se lève et se promène : vient à nous, puis se rassied, museau frais.

5 h. 10. L'animal se couche.

14 mars. L'animal a mangé et bu comme d'habitude. Il semble bien portant. On le tue par l'électrisation cardiaque décrite plus haut.

Autopsie à 3 heures. On constate que la veine coronaire antérieure a été ouverte sur le ventricule gauche à sa partie moyenne tout près du sillon interventriculaire. L'instrument a fait sur ce vaisseau une petite ponction, sans pénétrer dans le myocarde ; sur cette ouverture adhère une petite néomembrane récente n'adhérant pas à la face pariétale du péricarde ; cette néomembrane a la grosseur d'un grain de mil. Le péricarde contient d'ailleurs 2 cuillers à café de sang coagulé noir.

Absence de péricardite, de pleuresie, pneumonie.

Nous trouvons sur la base du ventricule droit la trace de la piqûre nécessitée par l'électrisation du cœur.

Donc, absorption rapide du sel amoniacal, grâce à la ponction veineuse accidentelle. Convulsions correspondant avec cette absorption rapide. Mais absence d'irritation péricardique. Tel est le résumé de cette observation expérimentale.

Il est remarquable de voir que la blessure faite à la veine coronaire n'a eu lieu qu'après l'instillation du liquide et que c'est pourquoi les convulsions ne se sont montrées que subitement et juste quelques instants après l'apparitiou du sang dans le tube de Pravaz : à ce moment en effet la veine ouverte a absorbé bien plus rapidement que ne le faisait le péricarde la dose du sel et l'intoxication s'est brusquement déclarée avec intensité.

Expérience XI.

14 Mars. Jeune terre-neuve (race croisée) pesant 9 kilos. J'injecte par le 4me espace intercostal une solution de 15 grammes d'eau pour 1 gr. 80 de carbonate d'ammoniaque (solution saturée).

Toutes les précautions ont été prises comme il est dit dans les autres expériences pour s'assurer que la canule est bien sur le cœur.

Cris et agitation extrêmes pendant l'opération bien plus intenses que ce qu'on avait observé pendant l'injection d'urée (sensibilité du péricarde). Mais pas d'accidents. L'injection est poussée doucement. (3 h. 35.

A la dernière seringue de 5 grammes, le liquide semble hésiter à couler dans le péricarde : il y a dans la canule une alternative lente mais continue d'oscillations fluantes et refluantes du liquide sans qu'elles soient assez brusques ni assez fortes pour rejeter la solution. Après quelques instants cependant la solution disparaît. L'animal est détaché à 3 h. 45. Il ne peut se tenir debout et se traîne en poussant des aboiements aigus plaintifs prolongés. Puis il va se coucher dans un coin où il demeure étendu, le museau penché en avant, la gueule entr'ouverte.

Tremblements continus dans les pattes : ces faibles convulsions se transmettent d'ailleurs par tout le corps de l'animal. La respiration et la circulation ne cessent de s'effectuer. Salivation abondante.

4 h. Les convulsions sont de plus en plus rares. L'animal est toujours étendu à terre sans mouvements volontaires. Même continuation de la circulation et de la respiration. L'animal gronde sentant que je le tire par la patte pour l'amener à moi.

4 h. 5. Urination. Grondement continu. Les convulsions ont cessé. Mais l'animal demeure couché et grondant. La salivation continue.

4 h. 20. Même état. L'animal sort de son inertie : il est attentif à ce qui se fait autour de lui.

4 h. 30. Salivation excessive. Le liquide coule continuellement de ses lèvres en filaments blancs et en mousse. L'animal est légèrement accroupi, tête levée : facies ahuri et somnolent. Lenteur dans les mouvements.

4 h. 40. La salivation cesse par instants : enfin elle continue plus faiblement qu'auparavant.

4 h. 45. Somnolence accusée. Néanmoins l'animal se lève et s'assied.

4 h. 55. La salivation reprend abondamment. L'animal reste debout et se lèche.

5 h. La salivation a complètement cessé. L'animal paraît rétabli. Il se couche et s'assoupit. Mais il ne cesse de se plaindre et de gémir jusqu'à 7 h. 15.

15 mars. Rétablissement complet. Les fonctions s'exécutent comme d'habitude. L'animal a bien bu et bien mangé. Il va et vient comme à l'ordinaire. On le tue par l'électrisation du cœur.

Autopsie à 3 h. 45. Pas de péricardite. Épanchement pleural à droite sans fausses membranes. Le lobe moyen du poumon droit a été perforé par le trocart, il est en ce point congestionné, friable. il s'écoule à la coupe une spume sanglante : la partie lésée surnage l'eau.

Conclusion. — Toutes nos précautions ayant été prises pour que nous arrivions sur le cœur et tout nous indiquant que nous y étions, il est absolument probable que l'injection a pénétré dans le péricarde. L'absorption du sel ammonical n'est d'ailleurs pas douteuse, eu égard aux symptômes d'intoxication observés.

Malgré ces signes de certitude, le péricarde résiste à une dose de 1 gram. 80 de carbonate d'ammoniaque.

Par conséquent le carbonate d'ammoniaque pas plus que l'urée n'ont d'action philogogène su. la séreuse péricardiaque. La pleurésie observée en dernier lieu peut être le résultat de toute autre cause que l'injection péricardiaque, cette séreuse retenant aisément les 15 gram. de liquide que nous lui avions ingérés. Je ne parlerai donc pas de ce fait isolé.

Ainsi d'une part les animaux morts en état d'urémie expérimentale ne présentent jamais de péricardite.

D'autre part des substances contenues dans l'urine ni l'urée, ni le carbonate d'ammoniaque, son produit de décomposition, ne suffisent par leur action locale sur la séreuse du cœur pour l'enflammer.

La théorie de l'urémie pas plus que celle de l'ammonémie ne peut expérimentalement être invoquée pour expliquer la péricardite qui survient dans ces conditions. Du moins on peut affirmer que l'action locale des substances citées ne suffit pas par elle-même pour produire cette lésion.

CHAPITRE VI.

DE LA CREATINÉMIE DANS SES RAPPORTS AVEC LA PÉRICARDITE

Il nous reste à examiner la théorie de la creatinémie dans ses rapports avee la péricardite qui survient à la suite de l'insuffisance ou de l'abolition de l'excrétion urinaire.

Cette théorie, ainsi que je l'ai mentionné au début de mon étude expérimentale, semble être la dernière à laquelle la science actuelle puisse se rattacher pour expliquer les symptômes urémiques : mais à cet égard encore elle mérite de nouvelle expériences destinées soit à infirmer, soit à appuyer les données de Perls.

Je ne les discuterai pas au point de vue de l'état général des malades.

Je ferai seulement remarquer que les substances que l'on désigne sous le nom de créatine et de créatinine sont aussi mal connues que les principes extractifs de l'urine et en général que tous les produits de désassimilation intermédiaires entre la première oxydation des matières albuminoïdes dans l'économie et leur dernier état, résultat de la combustion interstitielle, la cendre si l'on veut de ces matières, j'ai nommé l'urée.

Ce qu'il y a de certain c'est qu'on trouve normalement, extrêmement peu de creatine dans le sang (Verdeil, Macet), l'urine (Liebig, Meissner, Voit). Munk, Zalesky, Max Hermann et autres, ont constaté qu'elle augmente dans le sang à la suite de la ligature des uretères ou de la néphrotomie : ce fait est nié par Voit.

Quant à la créatinine, on en trouve également dans l'urine humaine (Liebig), mais aussi en très-faibles proportions à l'état physiologique. C'est elle qui augmenterait dans le sang des animaux et de l'homme urémiques d'après Perls.

Comme la créatinine a la propriété quand elle est injectée dans le sang d'exalter l'irritabilité des nerfs périphériques, tout en abaissant l'énergie fonctionnelle des muscles (J. Ranke, Leipzig 1865, p. 364), comme elle provoque des contractions musculaires spasmodiques on conçoit, dit M. L. Hahn (Dict. Encyclopédique, t. XXII, p. 743, 1re série), que « l'accumulation pathologique de cette substance puisse jouer un certain rôle dans les phénomènes spasmodiques, les soubresauts de tendons, l'épuisement musculaire que l'on observe dans un grand nombre de maladies ;

et ces phénomènes offrent leur plus grande intensité dans certaines formes d'urémie,

Les expériences de M. Cuffer (*loco citato*) ont établi que de la dyspnée semblable à celle que l'on constate dans l'urémie, accompagnée de phénomènes généraux semblables à ceux de l'urémie, se produisait par l'injection de créatine dans le sang, d'abord par hypoglobulisation, puis anoxémie comme je l'ai mentionné plus haut, et consécutivement à cette lésion générale par spasme vasculaire (conclusions nos 2 et 4), sur les divers organes que le sang ainsi lésé ira irriguer.

Cette action physiologique lui paraît si nette qu'il n'hésite pas, non-seulement à expliquer par ce mécanisme la dyspnée dite fonctionnelle, mais encore les troubles cérébraux et les ulcérations ou éruptions cutanées (ecthyma), constatés dans le mal de Bright (conclusions nos 1, 3, 4, 7, 8, de la deuxième partie). Il va jusqu'à comparer les symptômes de l'empoisonnement créatinique à ceux consécutifs aux pertes de sang réitérées (conclusion 6 de la même partie).

Les opinions de M. Hahn rapprochées de celles de M. Cuffer permettent de rendre la créatinine et la créatinine responsables des troubles urémiques. Le spasme vasculaire et l'altération physico-chimique et anatomique du sang, fournissent de grandes probabilités pour que nous pensions que la genèse des inflammations secondaires viscérales brightiques puissent dériver de l'intoxication du liquide sanguin, sinon exclusivement par les deux principes immédiats énoncés, du moins par les matières extractives, puisque les accidents urémiques reconnaissent pour cause les altérations du sang dues à ces substances (conclusions 1).

Nous ne voyons pas pourquoi le spasme des vaisseaux

du poumon (textuel, conclusion 3, de la deuxième partie), qui dans un premier degré, et par accès, cause la dyspnée, n'amènerait pas la surcharge des matières extractives continuant dans l'économie de la pneumonie brightique.

Ce même spasme n'aurait-il pas lieu sous certaines conditions sur les vaisseaux qui irriguent le cœur et le péricarde. Dans un premier degré il causerait de l'hydropéricarde? dans un autre des lésions de la séreuse péricardiaque se manifestant d'une façon latente ou non, sous forme d'inflammation aigu ou lentement chronique.

Donc une telle opinion, basée sur des faits cliniques, est déduite de phénomènes dérivant d'expérimentations.

Mais ces expérimentations n'ayant pas eu en vue spécialement la péricardite, il importerait d'expérimenter la créatine, la créatinine et les matières extractives de l'urine et de les injecter partiellement puis en masse dans la cavité du péricarde, ainsi que nous avons commencé à le faire au sujet de l'urée et du carbonate d'ammoniaque.

Tel était notre projet, et si cette nouvelle série d'expériences n'a pas été entreprise, surtout après les résultats négatifs des premières, c'est que les fabricants de produits chimiques n'ont pas les substances énoncées toutes préparées, et que de plus les ressources du laboratoire ne permettaient pas pour le moment d'acquérir de la créatine dont le prix par gramme se montait à une quinzaine de francs.

D'autre part la préparation de la précieuse substance en quantité suffisante est longue et difficile. Elle exige le traitement d'au moins 4 à 5 kilogrammes de chair humaine, celle qui renferme le plus de créatine d'après Neubauer ; cette quantité ne nous donnerait au plus que 10 à 12 gram. de créatine.

Voici quel est le procédé le plus convenable de préparation de ce principe, d'après une note que M. H. Mourrut a bien voulu nous transmettre à cet égard. Ce distingué chimiste adopte la méthode de A. Neubauer. Faire bouillir la viande dans quantité suffisante d'eau et en éliminer la graisse la plus possible, décanter; concentrer en consistance d'extrait, traiter par l'acétate de plomb, reprendre le précipité par l'eau, le traiter par l'hydrogène sulfureux et filtrer; l'évaporation au bain-marie donne lors du refroidissement des cristaux impurs qu'il faut dissoudre dans trois fois leur volume d'alcool à 85° et laver sur un filtre.

On jugera combien ce travail devient long et difficile quand il s'agit de traiter une masse de 5,000 grammes de chair de cadavre. Néanmoins, nous nous proposons de l'exécuter et de reprendre nos recherches expérimentales à ce point de vue dans les conditions suivantes.

La quantité de créatine contenue dans 1,000 grammes d'urine est de 1,40 à 2,60, celle de créatinine n'atteint que 20 à 40 centigrammes.

En supposant que leur rétention dans les cas pathologiques qui nous occupent suive la loi indiquée par M. Gréhaut, après 24 heures d'arrêt de la sécrétion urinaire les 6,642 grammes du sang contiendront la quantité que 1,200 grammes d'urine (moyenne physiologique) eussent excrété, savoir, en moyenne 1 gr. 70 à 3 gr. 10 de créatine, et 24 à 48 centigrammes de créatinine.

Cet état, se prolongeant au maximum quatre jours, fournit pour le liquide sanguin une dose de 6 gr. 80 à 12 gr. 40 de créatine, et 96 centig. à 1,92 de créatinine.

La masse totale du sang se répartissant au cœur dans les proportions maximum de 1,240, celui-ci recevra une moyenne de 27 gr. 50 de sang qui s'assimilera au tissu cardiaque et péricardiaque et lui apportera de même la deux-cent-quarantième partie de ce qu'il apporte au poids total de l'organisme, soit à peu près 25 centig. à 50 centigrammes de créatine, quelques milligrammes à quelques centigrammes de créatinine.

Nous injecterions donc brusquement dans un péricarde une quantité au moins égale à ce maximum que le cœur d'un brightique ou d'un animal néphrotomisé reçoit après quatre jours d'anurie absolue.

Ici survient une question tenant au mode d'injection expérimentale. La solubilité de la créatine dans l'eau à froid est faible : une partie ne se dissout que dans 74,4 d'eau froide, 25 centig. de créatine représenteraient donc 28 gr. 6 d'eau ; cette solution ne dépassant pas 36 centim. cubes serait tolérée par le péricarde ; quant aux 50 cent. de créatine, ils représenteraient 37 gr. 2 d'eau, soit 40 centim. cubes d'eau, une petite portion refluerait évidemment dans les organes voisins, mais l'expérience aurait encore de la valeur ainsi que nous l'avons établi pour celles que nous avons faites dans ces conditions : ce serait le maximum d'injection que l'on serait autorisé à tenter.

Pour la créatinine, nous avons un coefficient de solubilité bien plus fort : 1 gramme se dissout dans 11,49 d'eau. On pourrait donc en injecter 2 à 3 grammes et dépasser infiniment le taux pathologique que nous avons calculé. La préparation de cette substance à l'aide de la créatine est très-simple : on forme, par action de l'acide chlorhydrique sur la créatine, un chlorhydrate de créatinine d'où l'on chasse l'acide à l'aide d'oxychlorure de plomb hydraté (L. Hahn, *loco citato*).

Il serait donc facile, la créatine une fois préparée, d'observer ses effets sur le péricarde et de les comparer avec les effets physiologiques d'un autre ordre indiqués par les divers auteurs dont nous avons invoqué les témoignages, non moins facile de former de la créatinine en agissant sur la créatine et très-simple d'injecter de fortes proportions de celles-ci dans le péricarde.

Ces animaux étant soit sains soit maintenus dans l'impossibilité d'excréter par l'urine ces substances (ligature d'uretères), on se rapprocherait en les exagérant des conditions pathologiques à l'égard spécialement de la théorie qui nous occupe.

Il serait de plus indiqué de leur injecter en même temps dans les veines des proportions rationnelles de ces substances.

Je terminerai donc cette dernière partie de mon travail en regrettant que les raisons que je viens d'exposer m'aient non interdit la solution de cette question pathogénique de la péricardite, mais seulement obligé à la différerr

---

CONCLUSIONS EXPÉRIMENTALES

1° Le péricarde d'un chien du poids de 9 à 13 kilogr. ne peut contenir intégralement sans qu'il y ait reflux plus de 36 centim. cubes de liquide.

2° Un animal sain supporte parfaitement l'injection dans le péricarde de 10 et 20 grammes d'urée. Il les élimine rapidement.

3° Il n'y a pas de péricardite dans ces conditions et la pleurésie ne se montre que lorsque la solution depasse 36 centim. cubes.

4° La ligature des urétères empêchant l'élimination de l'urée normale et celle qu'au bout de 24 heures on introduit dans le péricarde, les animaux meurent au bout d'un temps sensiblement le même que celui qu'ont indiqué les expériences classiques. Ils ne présentent pas de péricardite.

5° L'action du carbonate d'ammoniaque, à doses massives introduites brusquement dans le péricarde, est nulle. La péricardite ne se produit pas.

6° L'intoxication par le sel ammoniacal, très-vive par une dose modérée quand l'absorption à lieu par des veines, est très-modérée quand l'absorption d'une forte dose se fait par le péricarde.

Peut-on les appliquer sans restriction à la pathologie? Nous n'hésiterons pas à nous prononcer pour la négative. Car un animal auquel on supprime brusquement la fonction rénale n'est pas dans les conditions d'un brightique, chez lequel l'extrême lenteur de l'affection, dans la plupart des cas, crée des conditions particulières : les reins n'arrivent à ne plus fonctionner que graduellement et déjà, avant qu'ils ne fussent définitivement lésés, la maladie générale lentement amené par la cause avait modifié l'économie Ceci est vrai, surtout pour les néphrites chroniques et specialement les néphrites interstitielles, car on sait que quand survient brusquement une néphrite, les malades sont subitement fort gravement atteints et leur situation pathologique, si elle ne s'amende pas immédiatement, les porte rapidement à deux doigts de leur perte. Or comme la péricardite brightique a lieu dans l'évolution chronique des affections rénales et dans l'extrême majorité des cas dans la néphrite interstitielle-la plus lente de toutes, il est possible qu'elle soit préparée de longue main, dans certains cas, par une condition intime qu'il ne nous a pas été possible de débrouiller et qu'à la dernière période de l'altération du sang et des reins, (urémie terminale) elle éclate. Cette explication toute hypothétique qui n'explique rien fait cependant comprendre comment il se fait que cette inflammation ne se montre pas dans les néphrites aiguës à frigore par exemple, et n'existe que dans l'infini petit nombre des néphrites chroniques, chez des malades qui sont indemnes de rhumatisme et de l'alcoolisme, quoi qu'on ait dit de la résorption brusque de l'œdème à laquelle on a voulu faire jouer un rôle dans ces conditions (Rosenstein). Car s'il suffisait d'être urémique pour avoir de la péricardite, tous les urémiques en auraient, qu'ils le fussent depuis peu ou depuis longtemps. On en trouverait également chez les chiens rendus urémiques.

Mais à quoi bon raisonner sur des conceptions qui dans l'état actuel de la science sont insolubles ?

Notre expérimentation démontre que tandis que par diverses expériences tentées sur le péricarde d'animaux, on a produit la péricardite soit à l'aide de nitrate d'argent (Bourceret, Péricardite hydrophobique. Thèse de Paris 1877), soit à l'aide d'alcool ou d'acide acétique (Desclaux, Thèse de Paris 1835), introduits directement dans la séreuse) une proportion considérable d'urée, forte aussi de carbonate d'ammoniaque, ne donnent aucun résultat.

Ce n'est donc ni l'urée ni le carbonate d'ammoniaque de l'économie malade qui produit l'inflammation secondaire du péricarde comme des auteurs recommandables ont pu le croire, notamment M. Lancereaux et MM. Feltz et Ritter. Dans le deuxième volume de son Traité d'anatomie pathologique notre maître parlant de la classification des péricardites néomembraneuses distingue une classe de ces inflammations qui surviennent «Dans le cours des maladies où le sang se trouve modifié par la presence de matières étrangères, alcool, urée, etc., et par conséquent il y a lieu de supposer que c'est à l'irritation déterminée par ces substances que doit être rattachée la péricardite. » (P. 212.)

F. Richter (Dissertation inaugurale, Erlangen 1860) avait

déjà constaté qu'une solution d'urée (38 pour cent) irritait moins un sciatique de grenouille qu'une solution de chlorure de sodium, et que si on saturait d'urée la solution, on n'obtenait aucune contraction musculaire correspondante (rapporté par Roberts, loco citato).

Donc le nom de péricardite urémique ne conviendrait à cette affection secondaire qu'au point de vue clinique, c'est à-dire en employant le mot urémie dans ce sens de la période à laquelle elle survient, et non pour indiquer qu'elle est le résultat de l'action de l'urée.

Les caractères cliniques que j'ai indiquées dans la première partie de ce travail n'étant pas atteints par ces résultats négatifs de l'expérimentation, je les crois suffisants pour autoriser mes conclusions suivantes.

CONCLUSIONS GÉNÉRALES.

I. La maladie de Bright se complique dans certains cas de péricardite à forme aiguë.

II. La proportion de cette inflammation par rapport au nombre des néphrites dans le cours desquelles elle survient est faible, même dans le cours de la néphrite interstitielle qu'elle accompagne plus volontiers.

III. Elle survient toujours dans la dernière période de la maladie au milieu d'accidents urémiques.

IV. C'est toujours alors une péricardite méomembraneuse. Quand il y a du liquide épanché dans le péricarde, c'est toujours en très-faible quantité. On a trouvé de l'urée dans cet épanchement.

Elle ne s'accompagne pas d'endocardite.

V. D'une symptomatologie presque toujours latente, cette complication quand elle a été manifestement reconnue donnait pour signes physiques des craquements si intenses que le doute de la lésion n'est pas permis à l'oreille la moins exercée.

VI. La péricardite aiguë secondaire ainsi déclarée, précède la mort. Son évolution est donc généralement entravée par les progrès de l'urémie dont elle annonce le terme fatal.

VII. Elle ne semble pas résulter de l'excès d'urée d'accumulée dans le sang, cette substance n'irritant pas le péricarde d'animaux sains ou rendus urémiques par la ligature des uretères.

VIII. Elle ne résulterait pas davantage de l'excès de carbonate d'ammoniaque accumulée dans le péricarde, de sel injecté dans la séreuse du cœur, n'en amenant pas l'inflammation, tandis qu'il est suffisamment toxique ponr donner lieu immédiatement aux accidents convulsifs particuliers aux sels ammoniacaux.

IX. Les caractères cliniques et anatomiques énoncés, toujours identiques à eux-mêmes, autorisent à considérer la péricardite qui survient dans ces conditions comme une péricardite urémique dans le sens clinique et non pathogénique du mot.

X. En raison de sa genèse, cette péricardite n'est pas justiciable du traitement antiphlogistique. C'est l'état dyscrasique qu'il faut à ce moment traiter.

Paris. — A. PARENT, imp. de la Faculté de Médecine, r M.-le-Prince 29-31.

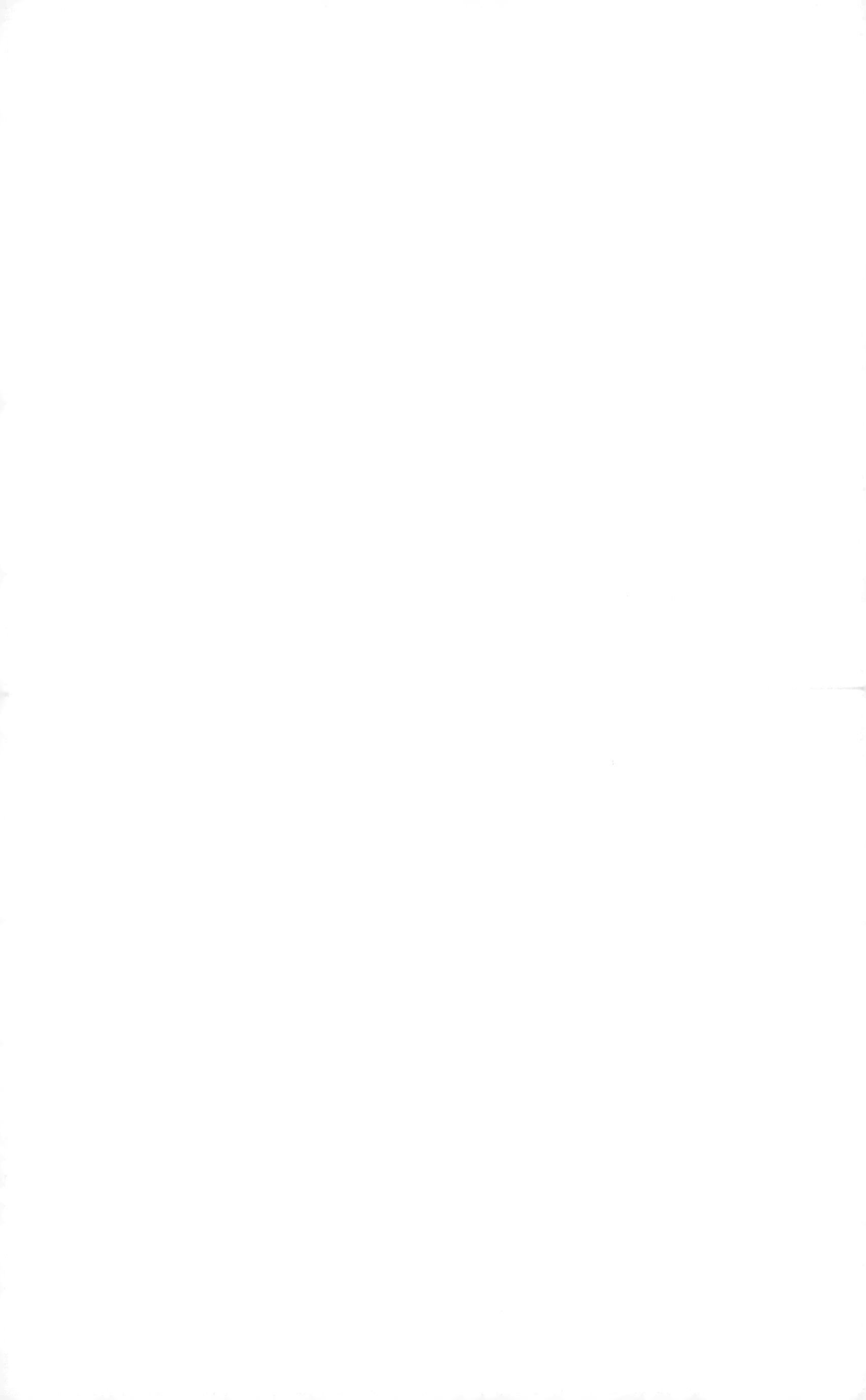

Des diarrhées chroniques, et de leur traitement par les Eaux de Plombières par le docteur BOTTENTUIT, ancien interne des hôpitaux de Paris, rédacteur en chef de la *France Médicale*, médecin consultant aux eaux de Plombières, etc. in-8° 2 fr.

Guide médical aux Eaux de Plombières, par les docteurs BOTTENTUIT et HUTIN, avec 18 gravures et un plan des environs. Edition Diamant, reliée 3 fr.

Traité pratique des maladies des reins, par S. ROSENSTEIN, professeur de clinique médicale à Grœningue, Traduit de l'allemand par les docteurs BOTTENTUIT et LABADIE-LAGRAVE, 1 vol. in-8 .... 10 fr. »
Cartonné .... 11 fr »

Le diabète sucré et son traitement diététique, par A. CANTANI, professeur et directeur de clinique médicale à l'Université royale de Naples. Ouvrage traduit et annoté par le Dr H. CHARVET. 1 vol. in-8, avec 3 planches. Broché ..... 8 fr. »

Maladies chirurgicales du pénis, par J.-N. DEMARQUAY, chirurgien de la Maison municipale de santé, membre de l'Académie de médecine. Ouvrage publié par les docteurs G. VŒLKER et J. CYR. 1 vol. in-8, avec figures dans le texte et 4 planches en chromolithographie. Broché .... 11 fr. »
Cartonné .... 12 fr. »

Leçons de clinique médicale, faites à l'hôpital de la Charité, par le professeur JACCOUD. 1 fort vol. in-8 de 878 pages, avec 29 figures et 11 planches en chromolithographie, 3e édition, avec un joli cartonnage en toile .... 16 fr.

Leçons de clinique médicale, faites à l'hôpital Lariboisière par le professeur JACCOUD 2e édit. 1 vol. in-8 accompagné de 10 planches en chromolith. Cartonné. 16 fr.

Traité d'anatomie descriptive, avec figures intercalées dans le texte, par PH.-C. SAPPEY, professeur d'anatomie à la Faculté de médecine de Paris, etc. 3e édition entièrement refondue, 4 vol. in-8. 1876-1877 .... 60 fr.
Cartonné .... 65 fr.
Quelques exemplaires sur papier velin .... 80 fr.

Leçons de clinique obstétricale, professées à l'hôpital des Cliniques, par le Dr DEPAUL, professeur de clinique d'accouchements à la Faculté de médecine de Paris, membre de l'Academie de médecine, rédigées par M. le Dr DE SOYRE, chef de clinique, revues par le professeur. 1 vol. in-8, avec figures intercalées dans le texte .... 16 fr. »

Clinique médicale, par le Dr GUENEAU DE MUSSY, médecin de l'Hôtel-Dieu, membre de l'Académie de médecine, etc. 2 vol. in-8 .... 24 fr. »

Traité pratique des maladies du larynx, précédé d'un Traité complet de laryngoscopie, par le Dr CH. FAUVEL, ancien interne des hôpitaux de Paris. 1 vol. in-8, avec 144 figures dans le texte et 20 planches, dont 7 en chromolithographie. Broché .... 20 fr. »
Cartonné .... 21 fr. »

L'ancienne Faculté de médecine de Paris, par M. CORLIEU. 1 vol. petit in-8, de 283 pages. 1877 .... 5 fr. »

Les causes de la gravelle et de la pierre étudiées à Contrexéville pendant neuf années de pratique médicale, par DEBOUT. 1 vol. in-8 de 138 pages avec 32 figures dans le texte. 1876 .... 3 fr. »

Essai sur les variations de l'urée et de l'acide urique dans les maladies du foie, par GENEVOIX. In-8 de 107 pages. 1876 .... 2 fr. 50

Traité d'anatomie pathologique, par M. LANCEREAUX, professeur agrégé à la Faculté de médecine de Paris, médecin des hôpitaux, etc. Tome 1er. Anatomie pathologique générale. 1 fort vol. in-8 de 838 pages avec 267 figures intercalées dans le texte. 1877. 20 fr. Cartonné .... 21 fr. »

Leçons sur les affections de l'appareil lacrymal comprenant la glande lacrymale et les voies d'excrétion des larmes, par MM. PANAS et CHAMOIN. 1 vol. in-8 avec figures dans le texte. 1877 .... 5 fr. »

Leçons cliniques sur les maladies du cœur, professées à l'Hôtel-Dieu de Paris, par M. BUCQUOY. *Troisième édition*, 1 vol. in-8 de 170 pages, avec figures dans le texte, cartonné en toile. 1873 .... 4 fr. »

Leçons cliniques sur la syphilis étudiée plus particulièrement chez la femme, par M. Alfred FOURNIER, professeur agrégé, médecin de l'hôpital de Lourcine. 1 fort vol. in-8 avec tracés sphygmographiques. 1873. Br. 15 fr. Cart. .... 16 fr. »

Frascator : la Syphilis, 1530 ; le Mal français, 1546, par M. Alfred FOURNIER ; traduction et commentaire. 1 vol. in-12 de 210 pages. 1870 ... 2 fr. 50

Paris. — Typ. A. PARENT, imp. de la Faculté de médecine rue M.-le-Prince, 29-31.

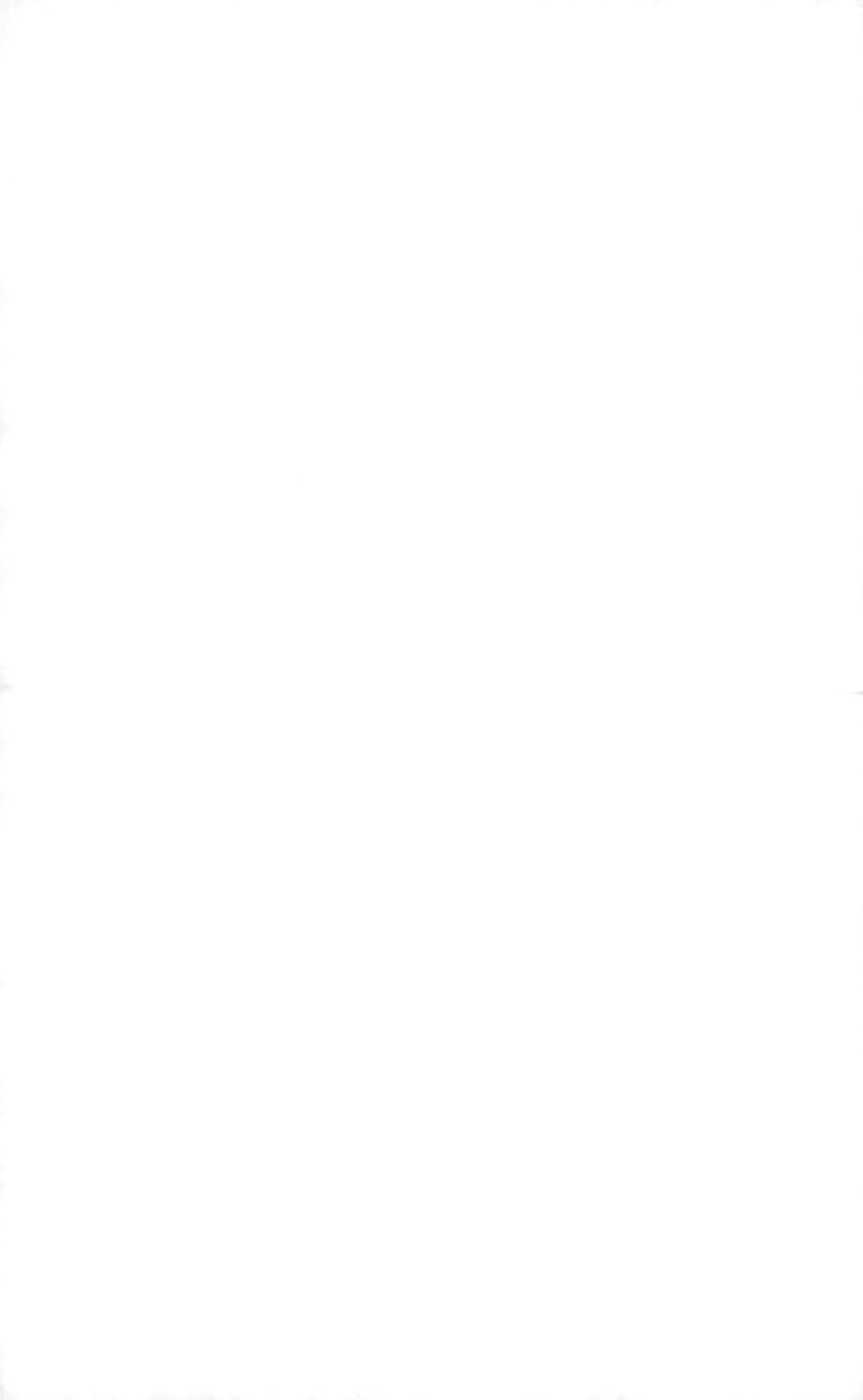

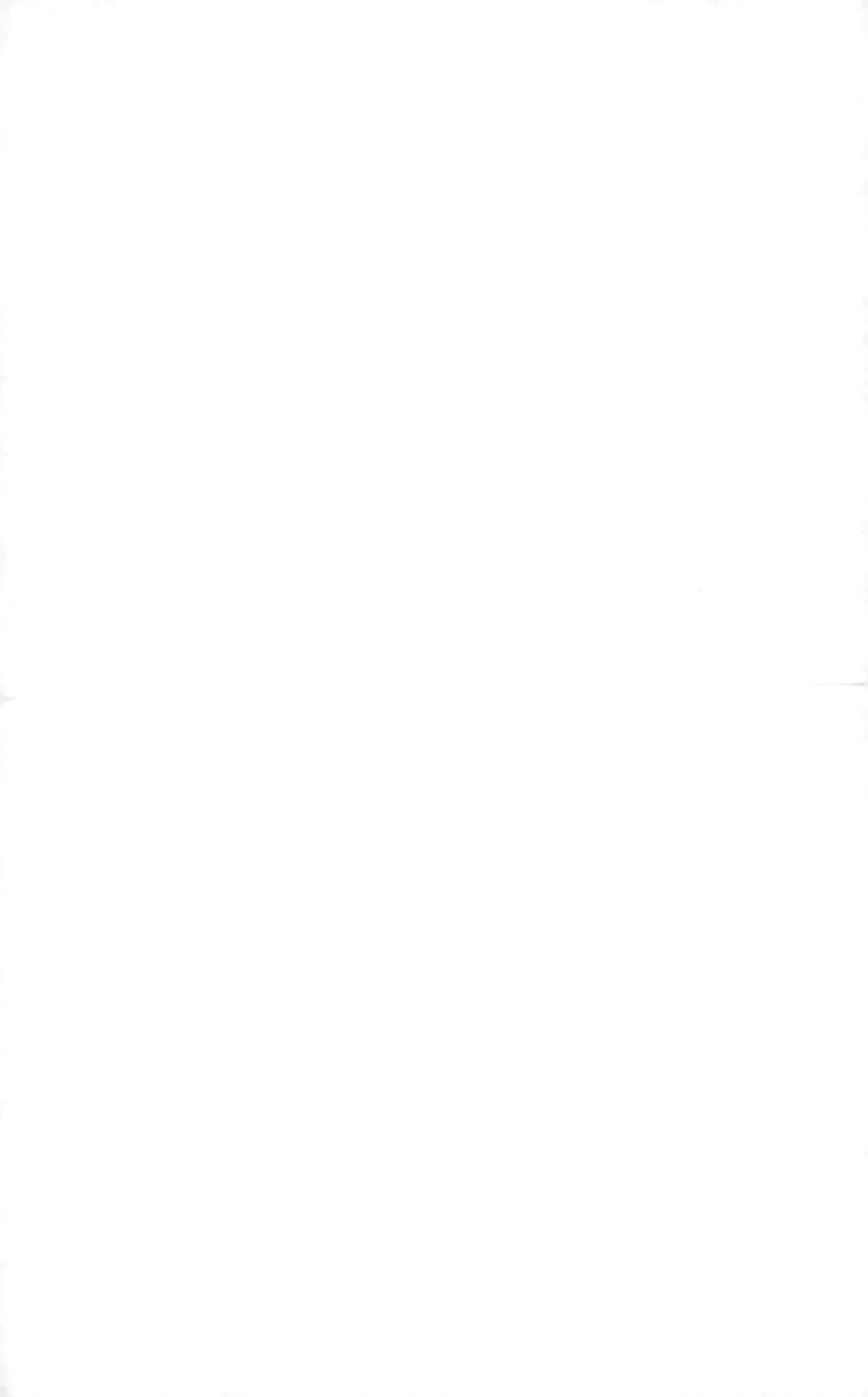

www.ingramcontent.com/pod-product-compliance
Ingram Content Group UK Ltd.
Pitfield, Milton Keynes, MK11 3LW, UK
UKHW012239240726
13966UKWH00003B/1177